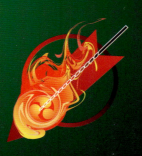

ゼロから見直す根尖病変

基本手技・難症例へのアプローチ編

倉富 覚、著

医歯薬出版株式会社

This book was originally published in Japanese
under the title of :

ZERO KARA MINAOSU KONSENBYOHEN
—KIHONSYUGI NANSYOREI HENO APUROCHI HEN
(Reviewing periapical lesion from scratch
Volume 2 : Basic techniques and approach to difficult cases)

KURATOMI, Satoshi
  Kuratomi Dental Clinic

© 2017 1st ed.

ISHIYAKU PUBLISHERS, INC.
  7-10, Honkomagome 1 chome, Bunkyo-ku,
  Tokyo 113-8612, Japan

はじめに

　「診断なくして治療なし」わが師，下川公一先生（北九州市ご開業）の名言である．これは歯科治療全般に当てはまることであるが，特に歯内療法の分野では，「診断」が治療の成功のカギを握っていると感じることが少なくない．また，病理組織学的考察を背景とした歯内療法の「治療コンセプト」を自身のなかで確立しておくことも大切である．そして治療を開始するにあたっては，起炎因子の除去に向け，あらかじめ戦略を立てることが重要である．そのためにはまず，歯種ごとの「解剖学的特徴」を把握しておかねばならない．これらに関しては，前著『診断・治療コンセプト編』で詳しく解説させていただいた．

　しかし，いかに的確な「診断」を下せたとしても，実際に起炎因子を除去できなければ，根尖病変を臨床的な治癒に導くことはできない．われわれ歯科医師は，「診断の名医」であるだけでは開業医として失格なのである．それは海外で歯科医師が内科医ではなく，外科医に分類されていることからもわかる．本編では実際の「手技」に焦点を絞り，根管内起炎因子の病原性を減弱させる手順を解説させていただく．比較的オーソドックスな方法が多く，歯内療法の TREND とは異なるかもしれないが，著者が信念をもって継続し，よい結果が得られている術式である．

　歯内療法は一生懸命に行ったからといって，必ずしもよい結果が出るものではない．根尖病変が治らず，壁にぶつかったときには，えてして目新しい器材や術式に飛びつきたくなるが，一度自身のコンセプトと術式を 0^{ゼロ} にリセットしてみてはいかがだろうか．先入観を捨て，客観的に自己を見直したときに，何かみえてくるかもしれない．その一助になれば幸いである．

2016 年 12 月

倉富　覚、

ゼロから見直す根尖病変
基本手技・難症例へのアプローチ編

Contents ―さあ，ショータイムだ！

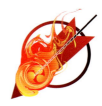

 はじめに ··· 3

Chapter 1　抗原の徹底除去のポイント ·· 7

 1．再治療歯への対応―ポストコアの除去 ··· 8
  1）メタルコアの除去 ··· 12
  2）既製ポストの除去 ··· 16
  3）ファイバーポスト ··· 17
 2．しつこい敵―ガッタパーチャポイント ··· 18
 3．なぜ，アクセスキャビティ（髄腔開拡）が重要なのか ·· 22
  1）根管の見逃しをなくすために ··· 22
  2）スムーズなネゴシエーションのために ··· 24
  3）繊細な手指感覚を得られるように ··· 26
  4）ファイルをしならせて使用できるように ··· 27
  5）本来の根管形態を壊さないように ··· 28
  6）効率化をはかり，根管充填の操作をしやすくするために ··· 28
 4．前歯部でのアクセスキャビティの形成 ··· 32
 5．大臼歯部でのアクセスキャビティの形成 ··· 36
 6．根管形成のステップ ··· 41
 Chapter 1 のポイント ·· 48

Chapter 2　根管消毒＆根管充填 ·· 49

 1．根管洗浄 ··· 50
  1）根管内の微生物や削片などを洗い流して除去するため ··· 50
  2）残存有機質とスメア層を化学的に除去するため ··· 50
  3）象牙細管を開口させ，貼薬効果を高めるため ··· 52
 2．根管貼薬 ··· 55
 3．根管充填 ··· 58
  1）根管充填の時期 ··· 60
  2）根管充填のステップ ··· 63
 Chapter 2 のポイント ·· 72

Chapter 3 難症例へのアプローチ ⋯⋯⋯⋯⋯⋯⋯⋯⋯⋯⋯⋯⋯ 73

1. いわゆる難症例と考えられる要因 ⋯⋯⋯⋯⋯⋯⋯⋯⋯⋯⋯ 74
2. エンド・ペリオ病変 ⋯⋯⋯⋯⋯⋯⋯⋯⋯⋯⋯⋯⋯⋯⋯⋯⋯ 75
   ■エンド由来の根分岐部病変 ⋯⋯⋯⋯⋯⋯⋯⋯⋯⋯⋯⋯ 79
3. 外部吸収 ⋯⋯⋯⋯⋯⋯⋯⋯⋯⋯⋯⋯⋯⋯⋯⋯⋯⋯⋯⋯⋯ 83
4. 著しい歯根吸収 ⋯⋯⋯⋯⋯⋯⋯⋯⋯⋯⋯⋯⋯⋯⋯⋯⋯⋯ 86
5. 著しい彎曲根管 ⋯⋯⋯⋯⋯⋯⋯⋯⋯⋯⋯⋯⋯⋯⋯⋯⋯⋯ 94
6. 穿孔 ⋯⋯⋯⋯⋯⋯⋯⋯⋯⋯⋯⋯⋯⋯⋯⋯⋯⋯⋯⋯⋯⋯⋯ 99
7. 破折器具 ⋯⋯⋯⋯⋯⋯⋯⋯⋯⋯⋯⋯⋯⋯⋯⋯⋯⋯⋯⋯⋯ 106
8. 根尖病変を有する根尖閉鎖歯 ⋯⋯⋯⋯⋯⋯⋯⋯⋯⋯⋯⋯⋯ 108
   Chapter 3 のポイント ⋯⋯⋯⋯⋯⋯⋯⋯⋯⋯⋯⋯⋯⋯⋯⋯ 110

Chapter 4 外科的歯内療法と歯根嚢胞へのアプローチ ⋯ 111

1. 外科的歯内療法の適応症と術式選択 ⋯⋯⋯⋯⋯⋯⋯⋯⋯⋯ 112
2. 歯根破折 ⋯⋯⋯⋯⋯⋯⋯⋯⋯⋯⋯⋯⋯⋯⋯⋯⋯⋯⋯⋯⋯ 113
3. 根尖付近の穿孔 ⋯⋯⋯⋯⋯⋯⋯⋯⋯⋯⋯⋯⋯⋯⋯⋯⋯⋯ 116
4. 根尖孔外の起炎因子 ⋯⋯⋯⋯⋯⋯⋯⋯⋯⋯⋯⋯⋯⋯⋯⋯ 118
5. 根尖部フェネストレーション ⋯⋯⋯⋯⋯⋯⋯⋯⋯⋯⋯⋯⋯ 122
6. セメント質剥離 ⋯⋯⋯⋯⋯⋯⋯⋯⋯⋯⋯⋯⋯⋯⋯⋯⋯⋯ 124
7. 歯根嚢胞へのアプローチ ⋯⋯⋯⋯⋯⋯⋯⋯⋯⋯⋯⋯⋯⋯ 126
   1）非外科的アプローチ ⋯⋯⋯⋯⋯⋯⋯⋯⋯⋯⋯⋯⋯⋯ 128
   2）外科的アプローチ ⋯⋯⋯⋯⋯⋯⋯⋯⋯⋯⋯⋯⋯⋯⋯ 134
   Chapter 4 のポイント ⋯⋯⋯⋯⋯⋯⋯⋯⋯⋯⋯⋯⋯⋯⋯⋯ 142

Chapter 5 経過観察の重要性 ⋯⋯⋯⋯⋯⋯⋯⋯⋯⋯⋯⋯⋯ 143

1. メインテナンスに入る前に─治療結果の説明 ⋯⋯⋯⋯⋯⋯ 144
2. 診断へのフィードバック─根管充填は歯内療法のゴールではない ⋯ 144
3. 定点観察 ⋯⋯⋯⋯⋯⋯⋯⋯⋯⋯⋯⋯⋯⋯⋯⋯⋯⋯⋯⋯⋯ 145
4. 失敗症例にこそ学ぶべきことがおおいにある ⋯⋯⋯⋯⋯⋯ 149
5. 歯科治療は経験学 ⋯⋯⋯⋯⋯⋯⋯⋯⋯⋯⋯⋯⋯⋯⋯⋯⋯ 150
6. 長期経過観察が可能になる院内環境づくり─医院の総合力が大事！ ⋯ 152
7. 治療経過こそがゆるぎない証拠だ ⋯⋯⋯⋯⋯⋯⋯⋯⋯⋯⋯ 153
8. 治したいという情熱があればこそ ⋯⋯⋯⋯⋯⋯⋯⋯⋯⋯⋯ 153

Epilogue ⋯⋯⋯⋯⋯ 154　　文献 ⋯⋯⋯⋯⋯⋯ 155　　索引 ⋯⋯⋯⋯⋯⋯ 158

Contents

下川先生至言集

触られた瞬間に患者さんはわかる	17
俺を感動させるようになれ！	20
東大の問題を1日かけて解けたとしても，合格はできんのぞ！	29
脇の甘いやつに一流選手はいない	40
歯科オタクになるな	48
まねすると決めたら徹底的にやれ！ 中途半端が一番いかん	54
エンドがうまくなりたいのなら，綿栓を自分で巻け！	57
シーラーが販売中止になるよりも，チーフが寿退社することのほうが問題	70
経基臨塾	72
患者さんにいわれる前に気づけ！	92
辞書を読書しろ	98
人の話を聞くときはネクタイをしとけ	109
歯科界のジェンナー	118
診断能力と説明能力	139
だんだんよくなる法華の太鼓	142
自分が行った処置の治癒判定は，一番嫌いな歯医者がやった症例だと思ってやれ！	148
俺がお前に厳しくしたのは…	152

コラム

メタルコア	11
マイクロスコープの世界	21
マイクロスコープ導入に踏み切るまで～宝くじが当たったら…	31
術者と患者さんのポジション	40
側枝に対する考え方	54
根管治療中のテンポラリークラウン装着のメリット	62
ガッタパーチャポイントの規格性	71
MTA系セメント	93
歯内歯	104
さあ，お前の罪を数えろ！	151

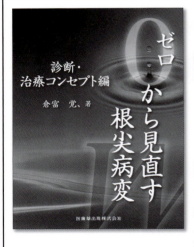

ゼロから見直す根尖病変
診断・治療コンセプト編

倉富 覚、著

■ A4判変型 / 144頁 / カラー　■ 定価（本体 8,500円+税）
ISBN978-4-263-44477-1

「涙が出るほど感動した！」 下川公一先生 大絶賛!!

なぜ，根尖病変が治らないのか？ 誰にでも治せる極意がここにある

本書では，根管治療に必要な診査・診断と根管拡大の基本的な概念を解説し，より予知性の高い感染根管治療を行う際のポイントを整理して呈示しました．根尖病変が治らず，壁にぶつかったとき，道しるべとなる一冊です．

CONTENTS
- Chapter 1　根管治療における診査・診断の重要性—デンタルエックス線写真を中心に
- Chapter 2　治療計画の立案
- Chapter 3　根管拡大の基本概念—非感染根管と感染根管を区別して考える
- Chapter 4　感染根管処置の盲点—根管の水平的拡大を中心に
- Chapter 5　部位別の解剖学的特徴と根管拡大のストラテジー

QRコードを読み取ると本書籍紹介欄をご覧になれます▶

医歯薬出版株式会社
〒113-8612 東京都文京区本駒込1-7-10　TEL.03-5395-7630　FAX.03-5395-7633　http://www.ishiyaku.co.jp/

Chapter 1

抗原の徹底除去のポイント

　診査・診断を行い，適切な根管拡大をするための戦略ができたら，いよいよ，戦闘開始である．画像診断により，根管形態や根尖病変を確認できたからといって，実際に起炎因子を除去できるかどうかはまったくの別問題である．そこで，抗原の徹底除去を行うためのポイントを，機械的清掃に絞って解説してみたい．

Chapter 1 抗原の徹底除去のポイント

1. 再治療歯への対応―ポストコアの除去

再治療の場合は原則として補綴装置を除去して歯内療法を行う．ポストコアの除去にあたっては歯質の削除をできるかぎり少なくとどめる．メタルコア，既製ポスト，ファイバーポストで除去方法は異なり，前二者では原則としてポストを削合せずに除去する．近年，ファイバーポストの症例が増えているが，除去に難渋することが予想される．

感染根管処置を行う歯は再治療歯の場合がほとんどである．全部被覆冠が装着されていれば，まずはそれを除去することから始まる．全部被覆冠製作時に，本来の歯軸（傾斜歯，捻転歯）が修正されている可能性もあり，補綴装置の歯軸に惑わされ，穿孔をおかす危険性がある．多数歯にわたって連結された補綴装置のような場合を除き，原則的には**補綴装置を除去して歯内療法を行ったほうが安全**である（図1）．

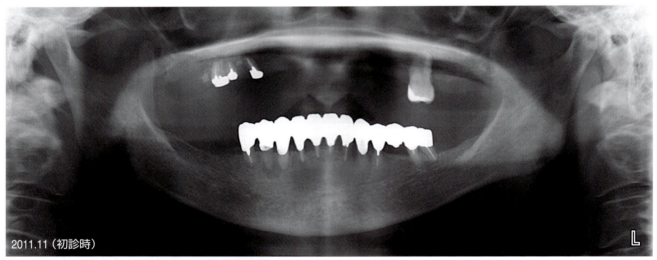

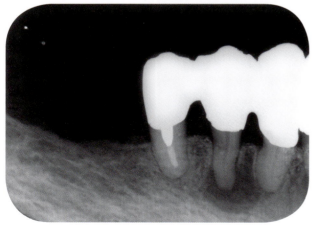

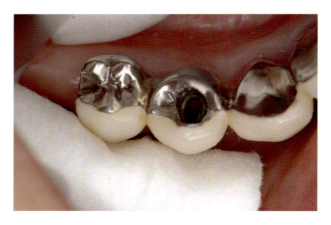

図1-a 60歳，女性．4̄ に根尖病変を認め，5̄ 6̄ の補綴装置はすべて連結されている．対合歯は全部床義歯だったが，下顎前歯部の水平的骨吸収が著しく，クロスアーチスプリントでなければ同部位の保存は厳しい状態であった．やむをえず，補綴装置を除去することなく，歯内療法を行うことにした．

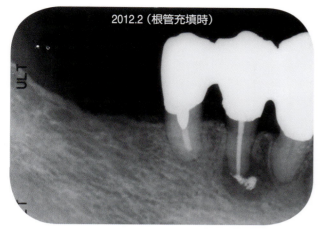 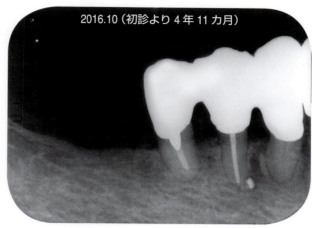

図1-b 幸い，補綴装置と本来の歯軸が一致していたため，比較的難易度の低い症例であったが，髄腔の位置が確認できないままバーを進めるのは，やはり恐ろしい．ファイルがメタル部分に触れると根管長測定器がAPEXを示すため，根尖の位置の確認がしづらくなり，冠形態に邪魔されて，水平的拡大が不足しがちになる．これらのことを考えると，原則的に補綴装置を除去して歯内療法を行ったほうがよい．

　そして，それらの歯にはポストコアが装着されている場合が多い．感染根管処置は，ポストコアを除去しなければ始まらないわけであるが，いかに歯質の削除量を少なくポストコアを除去できるかが，その歯の長期的な予後を左右するといってもよい（図2）．たとえ根尖病変が治癒に向かったとしても，歯質を薄くし歯根破折を招いてしまっては本末転倒である．

　実際，根尖病変が存在していても無症状に経過しているケースも多くある．太くて長いポストが装着されており，症状がない場合，**その歯のlongevityを最優先に考慮する**ことが重要である．その時点で歯内療法の介入は行わず，症状が出たら外科的対応をとるというケースが臨床的にはあってもよいと考える．要はその歯が痛くなく，長く機能するための最善策を講じることである（図3）．

　理解に苦しむのは，根管治療がいい加減にされているにもかかわらず，なぜかポストだけは教科書どおりに長くて太い，"こだわり"の形成がされているケースである．そういう術者はこの本を読んだりはしないので，ここで悪口を書いても枕を高くして寝られるというものである．太いポストほどポスト自体の強度を増すことができるが，逆に歯質は脆弱になっていくことを忘れてはならない．セメントの接着性は以前と比較し，飛躍的に進歩しているのであるから，教科書もポストの長さと太さの要件を見直してほしいものである．

　また余談ではあるが，封鎖性や穿孔・破折のリスク等を考慮すると，ポストの先端から根尖までの間には，4〜6mm以上の根管充填材を確保しておかなくてはならないとされている[1]．

Chapter 1 抗原の徹底除去のポイント

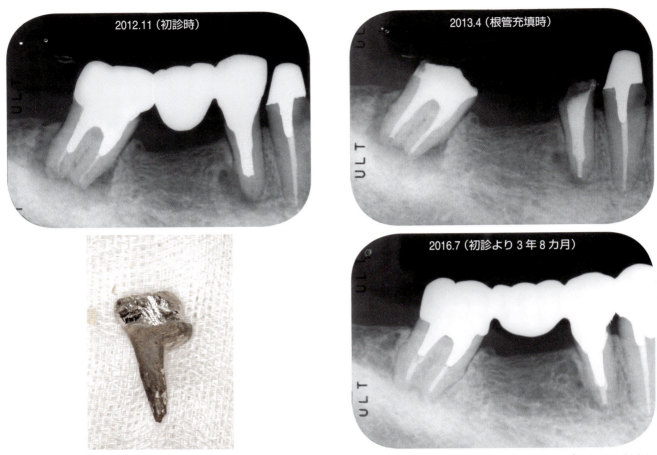

図2 59歳，女性．7], 5]には根尖病変が認められ，必要以上に太くて長いポストコアが装着されている．ポスト部を削合して除去しようとすると，袋小路に陥る恐れがあるため，一塊として除去した．5]への応力集中を避けるため，4]までブリッジを延長した．透過像は縮小している．

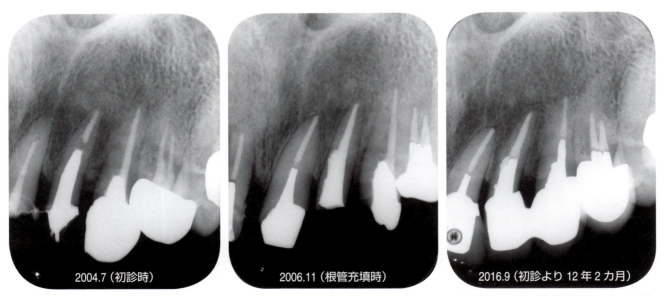

図3 62歳，女性．|2に透過像は認められないが，歯冠部歯質が崩壊していたためコアの除去を行った．残根鉗子で除去できず，ポスト部を削合して除去したために，危うく穿孔しかけているのがわかる．幸い10年以上良好に経過しているが，結果的に術前よりも予知性の低い状態にしてしまった失敗症例である．

コラム　メタルコア

　最近，メタルコアの評判が悪い．著者の臨床では，80％以上の割合でメタルコアを採用しているが，臨床実感として，それほど歯根破折を引き起こす実感はない．（もちろん，術前の歯質の状態にもよるが）むしろ，歯根破折の原因をすべてメタルコアに押しつけられて，風評被害をこうむっている感さえある．メタルコアを非難する前に，適切にメタルコアの形成と補綴前処置を行えているか，今一度確認していただきたいところである（図1）[2]．
・適切なフェルール効果が得られる歯質を確保できているか（できていない場合，歯の挺出や歯冠長延長術を行う）
・解剖学的に歯質の薄い根管（上顎大臼歯では頬側根，下顎大臼歯では近心根）に太いポストを形成していないか
・歯冠部歯質が崩壊している大臼歯では分割コアを採用し，歯質削除量を抑えるような工夫をしているか（図2，写真1）

　セメントの接着性が向上しているため，ルートトランクの長いケースでは，根管口部に回転防止のためのシートのみ形成し，ポストを形成しないこともある．歯冠部に4壁性の歯質が確保されていれば，ポストを形成せずにコンポジットレジンやグラスアイオノマーセメントだけで支台築造することもある．要は歯根破折を起こさないための工夫を凝らしたメタルコアの形成を行い，適応症を選択することで，トラブルを引き起こすことがないよう配慮している．

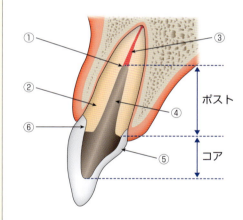

図1　重要なのは，これらの条件を満たすことができるかどうかであり，メタルコアそのものが悪者ではないと考える．これらのことに留意して形成を行うのはもちろんであるが，補綴前処置により，理想的な環境をつくることが最善の策である．田中憲一先生（福岡県ご開業）のご厚意により，文献2から許可を得て転載．

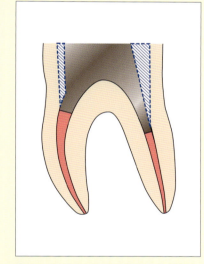

図2　複根歯では根管の方向が異なるため，アンダーカットを除去すると歯質の削除量が多くなる．削除量を最小限にとどめるには，分割コアを採用し，根管の平行性を考えずに，それぞれの根の方向にポストを形成すればよい．そうすれば，斜線部の歯質を温存できる．あくまでも歯冠部歯質が著しく崩壊している場合であり，可及的に歯質の薄い根管にはポスト形成を行わない．

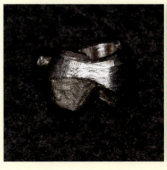 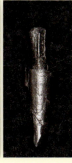 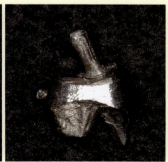

写真1　分割コアの例．

Chapter 1 抗原の徹底除去のポイント

1) メタルコアの除去

ポスト部をバーで削合して除去を行うと，多少なりとも根管内歯質を削合してしまう．また，穿孔などの思わぬ偶発症を引き起こす危険性も高くなる．そのため，**ポスト除去の原則は歯質の削除量を最小限に抑え，ダウエルコアを一塊として除去する**ことである．

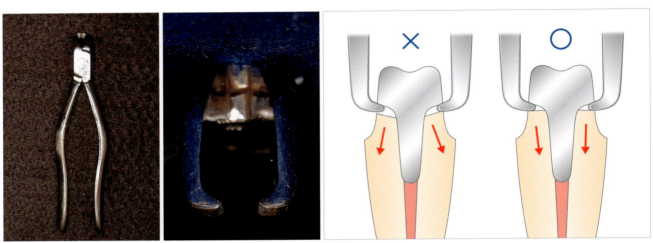

図 4-a 北九州歯学研究会の先輩である小松智成先生（山口県ご開業）に教えていただいた方法で，コア除去のストレスから一気に解放された．兼松式合釘抜去鉗子の内鉗子の先端は鳥の嘴のような形状をしている．まず，歯質とコアの境界部全周にグルーブを形成する．この際にグルーブが内斜方向になっていると歯根破折を起こす方向に力が加わるため，水平もしくは外斜方向になるようにしておく．

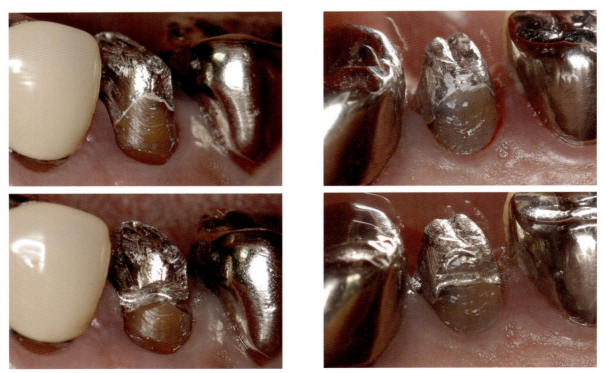

図 4-b 歯質とコアの境界部にグルーブを形成した状態．しっかりと全周に入れることが肝要である．

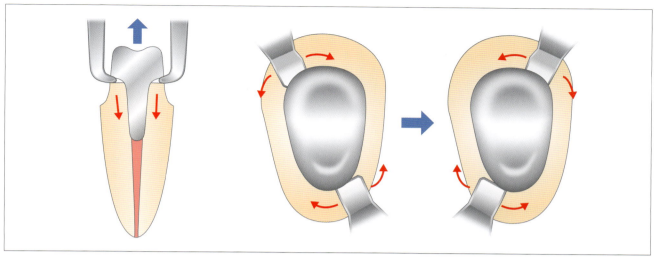

図 4-c 先端の嘴部をグルーブに当てがって鉗子を握ると，ポストが浮き上がってくる．浮き上がってこない場合には，水平的に先端をかませる位置を変えながら，いろいろな方向から力が加わるようにしたり，コアだけをジグリングさせるイメージで弱い力で揺さぶってみる．強すぎる力は歯根破折を惹起するので，くれぐれも無理な力をかけすぎないよう注意する．文献 3 より許可を得て転載．

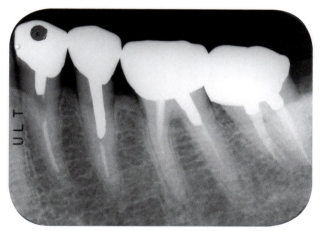
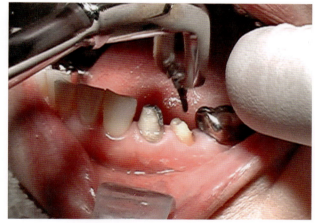

図 4-d ⌊5 には比較的長いポストコアが装着されており，歯肉縁下齲蝕のため，やむをえず除去することにした．以前であれば，このようなポストコアの除去を行うのは非常に憂うつであった．前述の方法でメタルコアを一塊として除去し，歯質の削除量を最小限に抑えることができた．上手くいけば，わずか数分で除去できることも多い．

　著者は，ダウエルコアの除去の際に兼松式合釘抜去鉗子（木村鉗子製作所）の内鉗子を使用している（図 4）[3]．ほぼこれで除去できるため大変重宝しているが，やはり力をかけすぎると歯根破折を招く恐れがあるため，過度な力をかけることは絶対に避けなければならない．複根歯の場合では，分割コアが装着されている可能性があり，コアにスリットを入れ，分割して除去を行うほうが安全である（図 5）．

　これらの方法が第一選択肢であり，これで除去できない場合は次のステップに進む．ある程度いろいろな方向から力をかけてみても，ポストが動きそうになければ，超音波用チップを併用し，セメント層の破壊を試みる．超音波による振動でクラックを入れないよう，メーカーの規定出力を遵守する．

Chapter 1 抗原の徹底除去のポイント

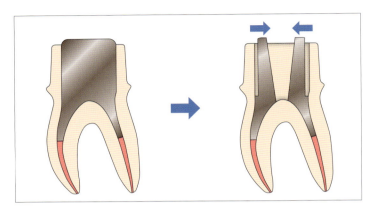

図 5-a 複根歯では他根のポストが抵抗となり，ジグリングの力がかかりにくく，無理な力をかけると歯根破折を起こしてしまう．下顎大臼歯では近心根と遠心根，上顎臼歯では頬側根と口蓋根に分割すると，安全に除去しやすい．ロングシャンクの＃330 カーバイドバーを用いて，髄床底を傷つけないように慎重にスリットを入れていく．コアを完全に分割できたら，鉗子で両方を寄せ合うように把持するだけで，除去できる．

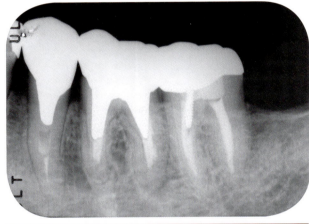

図 5-b ⌐6 遠心には歯肉縁下齲蝕があり，コアの再製が必要であったが，長くて太いポストコアが装着されていた．下顎大臼歯の場合には4根管ポストが形成されていることもあり，上記に加えて頬舌的にも分割を考えなければならない場合もある．

スリットを入れる際には，コアの咬合面に近い部位のスリットを外開きに大きくしておいたほうがよい．鉗子で把持した際にコアが寄り合う空間的余裕が必要であることと，髄床底付近を傷つけないように目視しやすくなることがその理由である．

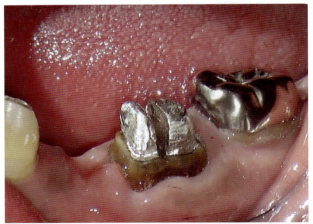
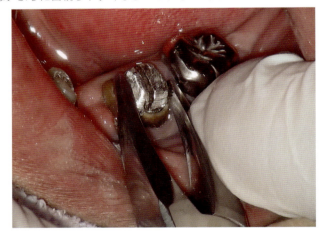

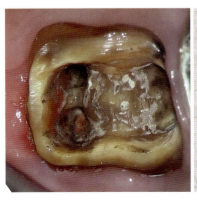
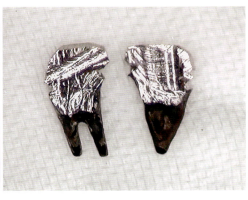

図 5-c メタルコア除去後の状態．歯質の削除量は最小限に抑えられている．除去したコアのポスト部は一切削られていない．

それでもダメなら最後の手段で，ポストをバーで削合することになる．その際にも，径の細いカーバイドバーなどを用いて歯質を削合しないよう細心の注意を払う必要がある（図6, 7）．また最近では，そのような場合にマイクロスコープと超音波用チップを用いて除去を行うことも多くなった．ポストが長いにもかかわらず，こちらが拍子抜けしてしまうくらい手応えがなく除去できたときには，すでに歯根破折を起こしていた可能性があり，注意深く根管内を観察する必要がある．

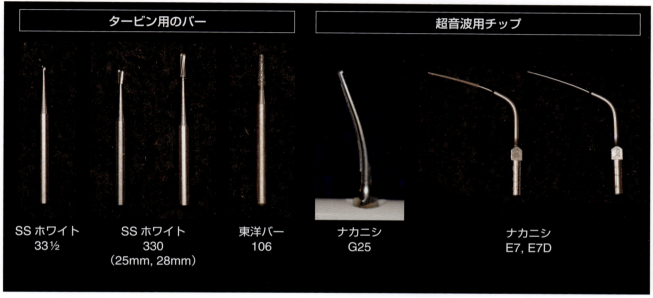

図6　著者がメタルコア除去に使用しているタービン用のバーと超音波用チップ．

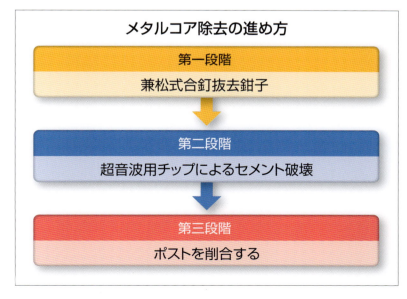

図7　メタルコアの除去はその歯を再利用できる状態で完了しなければならず，ポストを削合せずに済ませたいため，第一選択肢は兼松式合釘抜去鉗子である．著者の臨床実感では約8割はこれで除去できるが，すべてではない．歯根破折を招いては元も子もないため，びくともしない場合には第二段階に進み，超音波用チップを併用しながら除去を試みる．最終的にポストを削合して除去するのは1割未満である．

2) 既製ポストの除去

　既製ポストの除去も，原則的にはポストを削合せずに除去をする点では，メタルコアと同じである．歯質とポストを削合しないように注意を払いながら，ポスト周囲のセメントあるいはレジンを削合し，逆回転の力を与えれば容易にポストが動き出すため，メタルコアに比較すると，術者のストレスは小さい（図8）．

　根管内に装着されているポストが長い場合には，ポスト周囲のレジンなどの削除が足りないと，ポストが途中で折れてしまい，ポストを削合するしかない状態になってしまうため，注意を要する．ねじ構造になっていない既製ポストは，ホウのプライヤーあるいは残根鉗子で把持し，引っ張る力を加えながら左右に回転させる（図9）．

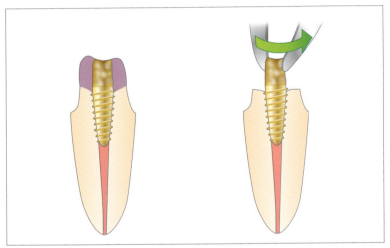

図 8-a　スクリューポストの除去もメタルコア同様ポストの削合は行わない．軟化象牙質の取り残しを防止するために，またスクリューが緩みやすいように，原則として，歯冠部のポスト周囲のレジンはすべて除去したほうがよい．スクリューの頭部を把持できるように歯質の削合を伴うこともあるが，締結のための＋構造が残っていれば，締結用のドライバーで逆回転の力を与え，これを除去する．

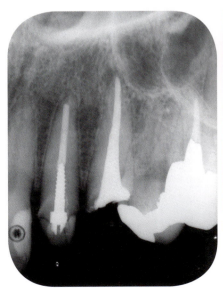 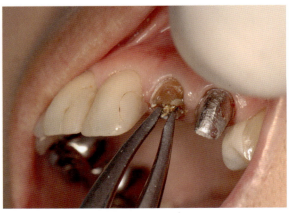 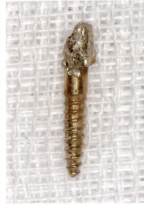

図 8-b　根管治療に問題はないが，|2 にスクリューポストが装着されており，二次齲蝕のため除去しなければならなかった．ポスト周囲のレジンのみを削合し，ホウのプライヤーで逆回転させて除去を行った．

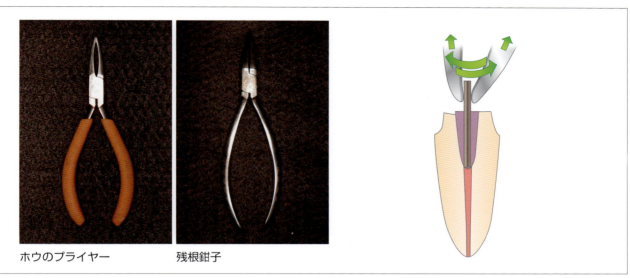

図9 既製ポストの除去に使用するホウのプライヤーと先端の細い残根鉗子．パラレルの既製ポストはスクリュー構造になっていないため，逆回転させても根管のなかでくるくる回るだけの状態になる．錐（きり）と逆の要領で引っ張りながら左右に回転させるとよい．

3) ファイバーポスト

　メーカーによっては，ピーソーリーマーを当てるとファイバーポストの繊維が崩れるものもあるが，マトリックスレジンが硬いファイバーポストでは，拡大鏡下にてタービンで削合しなければならない場合もある．今後，ファイバーポストが装着された症例が増えていくことが考えられるため，ポストの除去がさらに厄介になり，マイクロスコープや拡大鏡が欠かせない状況になるかもしれない．

　いずれの場合においても，コアを除去した後に続く**軟化象牙質の徹底的な除去は，確実な仮封を行うための必須条件**となる．

下川先生至言集　触られた瞬間に患者さんはわかる

　新患さんが来られた際に，前医の治療に惚れ惚れすることがある．転勤などの場合はやむをえないが，「なぜ，これだけの処置を施されているのに，ウチに転院して来たのだろう？」と疑問に思うこともある．下川歯科医院に勤務して最初にいわれた言葉は「**とにかく患者さんにはソフトタッチで治療をしろ**」ということだった．

　われわれの手が触れるのは顔という非常にデリケートな部位である．口唇の排除の仕方，バキュームの入れ方，レストの置き方など，下川歯科医院では徹底的に患者さんが不安を感じないような配慮をしていた．いくら技術が上手くても，症例発表からはみえないこれらのことが要因となり，上記のような顛末になるかもしれない．これは，代診や歯科衛生士を含め医院全体に浸透させなくてはならない非常に重要な事項である．

Chapter 1　抗原の徹底除去のポイント

2. しつこい敵—ガッタパーチャポイント

　ポストという難敵を攻略したら，次はガッタパーチャポイント（以下 GP）を除去しなければならない．敵の首領にたどり着く前に，幹部怪人がしつこく襲いかかってくるのは，著者が好きなジャンルのドラマでは，定番のストーリーである．

　通常の再根管治療では，根管口から歯根の歯冠側 1/3 くらいまでエンジンリーマーを用いて GP を除去し，そこから先は手用ファイルを食い込ませながら除去を行う．場合によっては溶剤を使用したり，マイクロスコープ下で GP リムーバースピアー（YDM）や超音波用チップ（E8）（ナカニシ）を用いて除去を行うこともある（図 10）．

　GP は一塊で除去できる場合を除き，とにかくしつこい．ファイルで除去できたと思い，デンタルエックス線写真で確認すると，たいてい残っているものである（図 11）．GP 自体に抗原性はないが，**これを除去しなければ，ファイルを根管壁に接触させることはできないため，完全に除去を行わなければならない**．その意味では，除去の確認のデンタルエックス線写真は，ポイント試適のデンタルエックス線写真と同じくらい意義があるかもしれない．

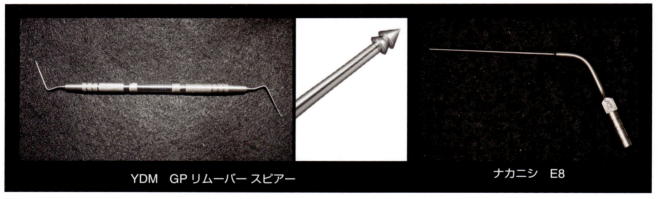

YDM　GP リムーバー スピアー　　　　　　ナカニシ　E8

図 10　基本的には手用のステンレススチール製ファイルで除去していくが，どうしても残っているときはマイクロスコープ下で上記器具を使用することもある．GP リムーバースピアーは，ある程度大きく拡大されている根管にしか使用できないが，1 本持っておくと役に立つことが多い．著者は両頭にダブル刃の 0.5S と 0.7S を装着している．

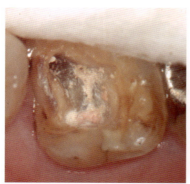 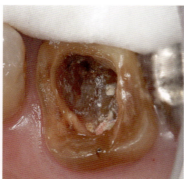 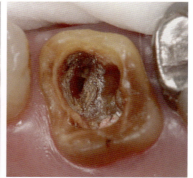

図 11-a　35 歳，男性で著者の小・中学校の同級生である．|6 の咬合痛を主訴に来院．原因根は近心頬側根と診断し，垂直的に根尖までルートを確保した．MB2 の存在の可能性を念頭に置きながら，水平的な拡大不足がないように根管拡大を進めていったが，いつまでたってもファイルに GP の削片が付着してきた．

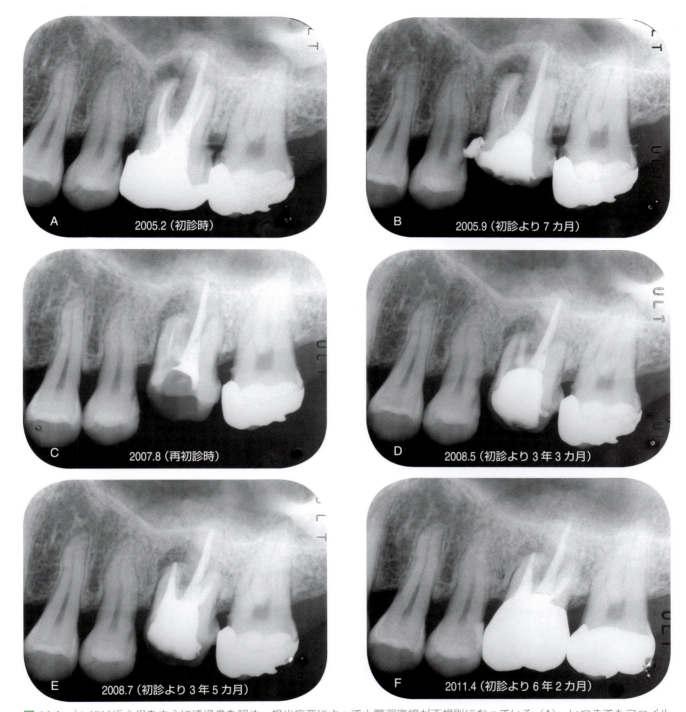

図11-b |6 には近心根を中心に透過像を認め，根尖病変によって上顎洞底線が不規則になっている（A）．いつまでもファイルにGPが付着してくるため，デンタルエックス線写真を撮影すると，一層残っているのがわかる（B）．根管治療中，仕事の都合で中断され，再初診時にデンタルエックス線写真を撮影した．ある程度，拡大が終了していると思っていた近心頬側根にGPが残っていた（C）．根管拡大終了後，GPの取り残しがないかを再度デンタルエックス線写真で確認し（D），根管充填を行った（E, F）．
　マイクロスコープを持っていなかったため，GPが取りきれているかどうか，当時はデンタルエックス線写真が頼りだった．仕事の関係で転居されたため，今度帰省された際，経過観察のためにデンタルエックス線写真を撮らせてもらう約束となっている．

Chapter 1 抗原の徹底除去のポイント

　また，デンタルエックス線写真には写っていないにもかかわらず，マイクロスコープで根管内を確認するとGPが残っていることもある（図12）．再治療歯の場合には，ポストコアとGPを除去する際に歯質の整理を行い，アクセスキャビティをある程度形成しておく．

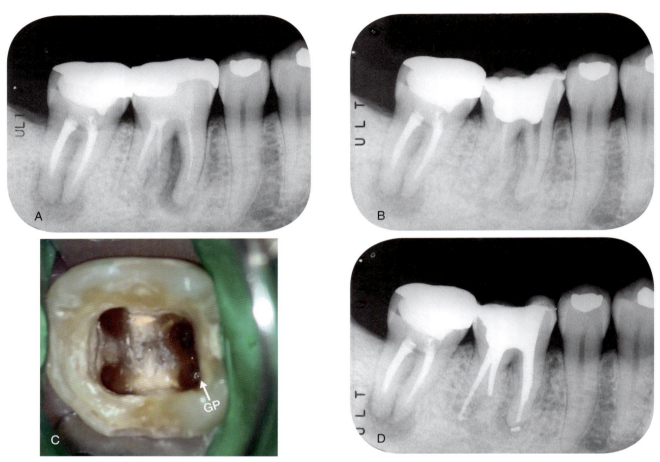

図12 33歳，女性．他院からの紹介で来院．CT撮影も行い，6|近心舌側根に破折ファイルがあることがわかった（A）．確認時のデンタルエックス線写真では，ファイルと近心頬側根のGPも除去できているようにみえる（B）．マイクロスコープで最終確認を行ってみると，近心頬側根にGPがまだ残っていたため（C），これを除去した後に根管充填を行った（D）．|7は現在，根管治療中である．

下川先生至言集　俺を感動させるようになれ！

　「気配りが足りない」とよく怒られた．「俺が1つ物事を頼んだら，お前はちゃんとしてくれるけど，逆にいうと頼まれたことしかしていない．それじゃあ人は感動せんよ．物事を1つ頼まれたら先回りをして10手先くらいまで準備をしておけ．そしたら俺は感動するよ．そんな気配りができる人間になれ．もちろん先を読み誤ったときには，昔の武将なら切腹のところ，お前は怒られるだけで済むのだから，この時代に生まれたことに感謝しろ．だから徳川家康を読め」といわれるのだった．
　なるほど，上司や先輩に対してさえ気配りをできない人間が，いざ患者さんに対してできるはずもない．開業医として，人間として気配りができて損をすることはない．他ならぬ下川先生は本当に「気配りが凄い」方であるということが長年傍にいるとよくわかる．

コラム　マイクロスコープの世界

　マイクロスコープを導入して，まだ2年と日が浅いが，正直なところ，導入前は「マイクロスコープなんかなくても治せる」という根拠のない自信があった．事実，本書に提示している2年以上経過の症例はマイクロスコープを使用していないが，ほとんどの症例で治癒傾向にある．

　しかし，マイクロスコープを覗いてみると，みえる世界がまったく違うことに驚かされた．自分が次回に根管充填しようと思った根管内の状態をマイクロスコープでみてみると，あまりの汚さに愕然とした．と同時に「こんな状態で今まで治っていたなんて，生体の治癒力は本当にすごいな」と感動した（症例1）．

　読者の方も，こんな経験はないだろうか？　円周ファイリングの際に偶然ファイルが副根管に入ったのはいいが，狙って入れようとしても二度とそこに入らない…．すべてのケースではないが，マイクロスコープ下では根尖だけでなく，副根管がみえることも多く，根管拡大の精度を高めるのに非常に有用である．

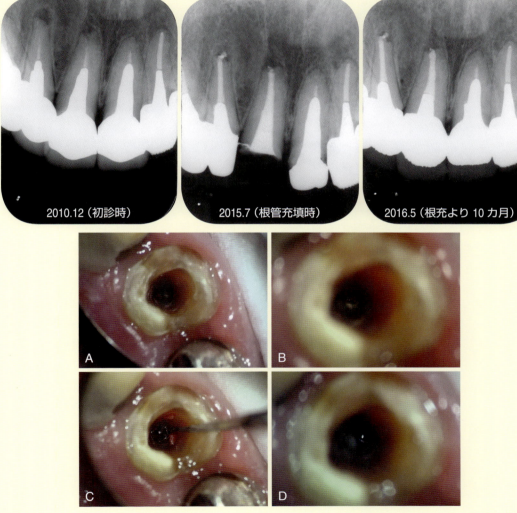

症例1　術前の診断で 1| は根尖孔が開大した若干難しいケースのように思えた．それまでの経験と勘を信じ，著者の基準で「これできれいになった」と思えた時点でマイクロスコープを覗いてみた（A）．根尖孔付近にまだ起炎因子が残っているのがわかる（B）．マイクロスコープでみながら清掃を行うとGPまで残っていた（C）．これらを除去した最終拡大の状態を示す（D）．「根尖病変はだいたい治せる」と天狗になりかけていた著者に，まだまだ発展途上と気づかせてくれた一例である．

Chapter 1　抗原の徹底除去のポイント

3. なぜ，アクセスキャビティ（髄腔開拡）が重要なのか

> 　歯質保存と操作性のよいアクセスキャビティの両立は難しいが，前者を重視しすぎて治療が失敗しては元も子もない．根管口を少し整理しストレートラインアクセスを確保すると，ファイルが格段に根尖部に到達しやすくなる．ファイルの先端だけが根尖部に触れる状態は繊細な操作に不可欠である．適切な髄腔開拡はジップやレッジなどのトラブル防止，歯内療法の効率化にも資するところが大きい．

　歯内療法を成功に導くうえで，大きなウエイトを占めるのは診断であると前著『診断・治療コンセプト編』で述べたが，手技においてはアクセスキャビティの形成の良否だと著者は考えている（**図 13**）．**アクセスキャビティさえ適切に形成してしまえば，勝負はほぼ決まったようなものである**．

なぜ，アクセスキャビティが重要なのか

- 根管の見逃しをなくすために
- スムーズなネゴシエーションのために
- 繊細な手指感覚を得られるように
- ファイルをしならせて使用できるように
- 本来の根管形態を壊さないように
- 効率化をはかり，根管充填の操作をしやすくするために

図 13

1）根管の見逃しをなくすために

　『診断・治療コンセプト編』でも述べたように，根管を 1 つでも見逃せば，その歯の治療は失敗に終わる．その歯種における最大の根管数を念頭において探索することが重要であるが，発見しやすいアクセスキャビティを形成することも重要である（**図 14**）．

　歯質の温存にこだわりすぎ，歯冠部歯質が邪魔をしてブラインド操作になってしまうと，穿孔などの思わぬトラブルにつながりかねない．より予知性のある感染根管処置を行うために，ある程度の歯質の削除が必要となる．補綴予定歯であれば，根管治療開始時に先行して概形成を行っておけば，自然と歯質の整理ができることになる．

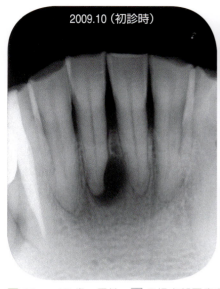
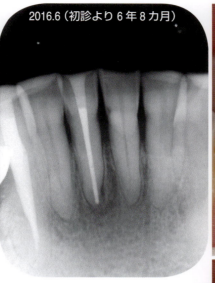
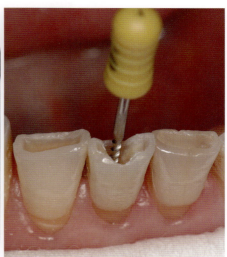
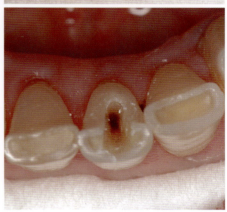

図 14-a　75歳，男性．1⏊の根尖部圧痛を主訴に来院．1⏊に齲蝕や打撲の既往歴はなく，根管は根尖部でS字状に彎曲している．現在も1⏊近心には若干透過像が残っており，完治とはいえないが症状は消失している．当該歯のアクセスキャビティを示す．#50の最終拡大ファイルが，根管にまっすぐ挿入されていることがわかる．舌側は基底結節付近までアクセスキャビティを形成している．

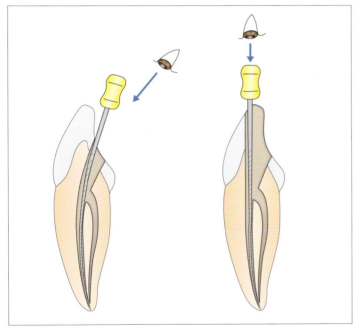

図 14-b　下顎前歯は2根管性のことが多く，歯冠部歯質が根管口のブラインドにならないように，舌側は基底結節付近まで歯質を削合することもある．頬側はなるべく切端を越えないほうが審美的に有利であるが，場合によっては越えることもある（p.32参照）．解剖学的に複根管が考えられる歯種すべてに，共通していえることである．

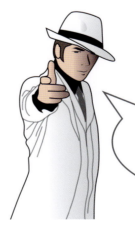

エンドの手技の8割は**アクセスキャビティ**．あとはおまけみたいなもんだ．

Chapter 1 抗原の徹底除去のポイント

特にダウエルコアを装着する予定であれば，**コア形成時に削合する予定の歯質をあらかじめ削っておく**ことで，より確実にかつ効率的に根管拡大を行うことができる（図15）．

2）スムーズなネゴシエーションのために

慢性齲蝕による刺激や加齢による第二象牙質の添加によって，根管口部が狭窄していることがある．いわゆるエンド三角が非常に張り出したようなケースでは，根管口の探索でさえ難しい場合も多いが，根管口を発見しても狭窄した根管を穿通させていくことが難しい．

根管口に覆い被さる壁を取り除き，根管口を少し整理するだけで，パイロットファイルの進み方がまったく違ってくる（図16）．エンド三角にあたる第二象牙質の添加によって根管の彎曲度が強くなっていることも，ネゴシエーションが上手くいかない理由の一つである．いわゆる**ストレートラインアクセスを確保する**ことで，彎曲度が弱くなり，一気にファイルが根尖部へと到達することもめずらしくない（図17）．

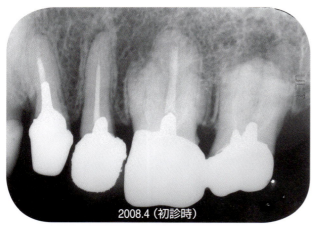
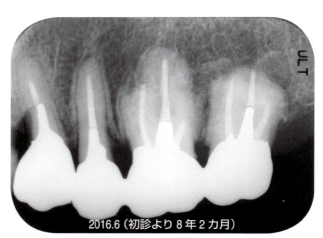
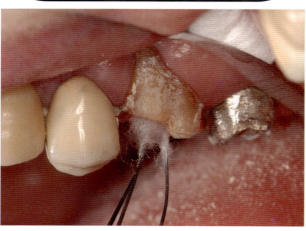
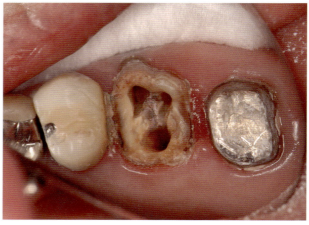

図15 ⌊6 根管治療中のアクセスキャビティを示す．メタルコアを装着する予定の歯では，アクセスキャビティ形成時にメタルコアの概形成をしておくとよい．薄い歯質を整理し，厚みを確保するために高さを減じることで，根管口がみやすくなると同時に器具の操作もしやすくなり，効率化がはかれる．特に臼歯の近心頬側壁隅角部の歯質の整理は効果的である．

ここで重要なことは穿通できない状態でファイルのサイズを上げないことである．不用意にサイズを上げてしまうとレッジを形成し，二度と本来の根管を追従できなくなってしまうことも多い．

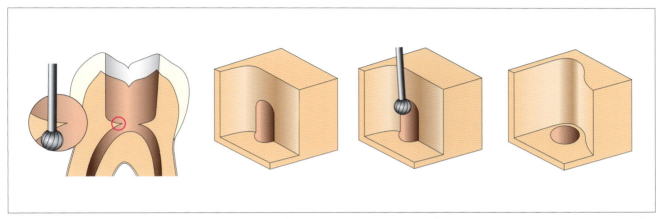

図16 慢性齲蝕や加齢などにより第二象牙質の添加が著しい場合には，薄い歯質が根管口を覆うように存在していることがある（マウスホール効果）．そのようなときには，28mmのコントラアングル用ラウンドバー 1/2 を用いて，外側に向かって斜め上方にかき上げるような動作を行い，スティッキー感がなくなるように歯質を整理していく．

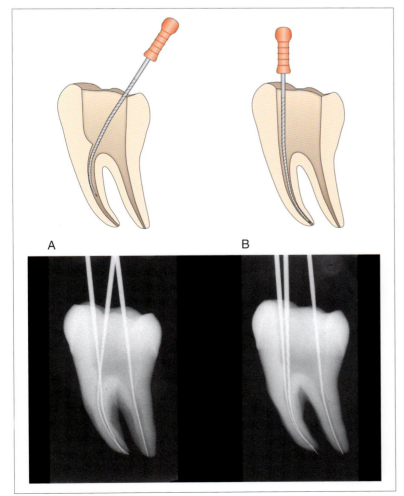

図17 根管口を明示し，フレア形成を行うことでいわゆる"エンド三角"を除去できることになる．これを除去しないままだと，ファイルの彎曲度が強くなり穿通性が悪くなるばかりでなく，ファイルの破折を招きやすくなる（A）．エンド三角を除去することで歯質とファイルの接触面積が減り，抵抗が少なくなって驚くほどスムーズにファイルが進んでいく（B）．

3）繊細な手指感覚を得られるように

　抗原の徹底的な除去は，根管内がどのようになっているか三次元的にイメージすることから始まる．画像診断でその形態をある程度予測し，ファイルを根管に挿入してからも，その広がりをつねに探り続けなければならない．

　その際，歯根に対するファイルの植立位置，髄床底部など歯質の色の違い，ファイルに付着してくる削片の色などの"視覚"，隔壁をかき上げる際や綿栓で拭き上げる際の"聴覚"，綿栓の臭いなどの"嗅覚"，ファイルの挿入方向，根尖部の抵抗など，最も重要な"手指感覚"，これら味覚以外の五感を研ぎ澄ませ，ファイルから伝わる手指感覚に全神経を集中し，根管の広がりを触知する．この感覚はハンドピースに装着したNi-Tiファイルからは伝わりにくいため，著者が手用のステンレススチールファイルを使用するゆえんである（図18）．

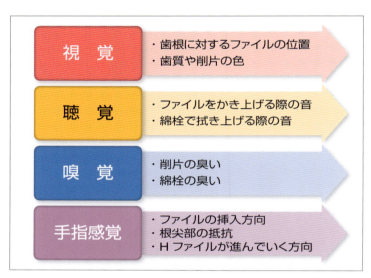

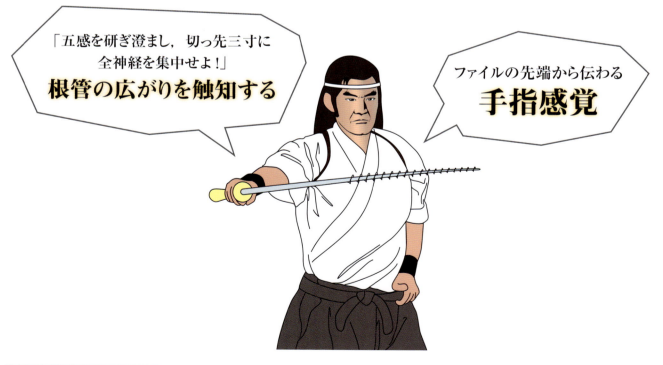

図18　歯内療法は武士道に通ずる．きわめてアナログ的だが，Ni-Tiファイルを使用するとしても，ヒトの手でやることに変わりなく，これらの項目は重要である．機械を凌ぐ"究極のアナログ"こそ目指すべき匠の技である．その感覚はすべて"ファイルの先端"から感じ取るものであり，そこだけが歯質と接触した状態をつくり出さなければ，手指感覚を得ることができない．

この手指感覚をファイルから感じ取るためには，**ファイルの先端だけが根尖部に触れる状態**をつくらねばならない．すなわち，ファイルの把持部に近い部分が歯冠部歯質に接触しているような状態では，手指感覚は得られないのである．と同時に，この状態をつくることは，歯冠部歯質にファイルの動きが規制されない状態をつくることになる．

　齲蝕罹患歯において，歯冠部エナメル質を温存することにとらわれすぎて，入口が狭く，ボトルシップをつくるような器具操作しかできない状態では，軟化象牙質を完全に除去することは難しい．歯内療法も同様で，歯冠部歯質の必要最小限の削合ができていないと，ファイルを根管に接触できない部位が多くなる．

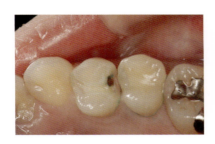
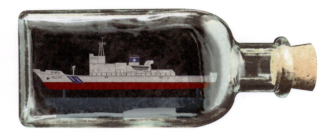

4）ファイルをしならせて使用できるように

　著者はステンレススチール製のKファイルとHファイルを交互に使用しているが，主に使用するのはHファイルである．Hファイルの使い方のポイントとしては，**ファイルをしならせながら，ファイルの腹ではなく先端部でかき上げる**ことである（図19）．しなりを利用して先端のみを接触させるイメージでファイリングしていくため，ファイルにはコシが求められる．

　ステンレススチール製の手用ファイルの最大の利点は，このコシとファイルの先端から直接手指に感覚が伝わり，水平的な根管の広がりを触知できることであろう．その際には，

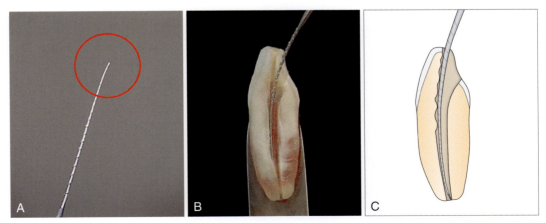

図19　手指感覚を得るのもファイルの先端からであるが，実際に拡大するのもこの部分である（A）．根管内壁は凸凹があるため，ファイルの弾性を利用し，しならせながら先端部でかき上げて，滑沢な面にしていく操作が重要である（B）．ファイルの腹を使おうとすると，弾性により先端は歯質から離れてしまう（C）．

Chapter 1　抗原の徹底除去のポイント

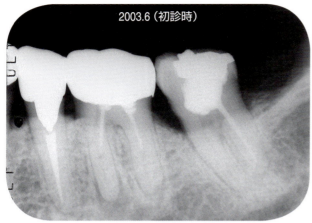
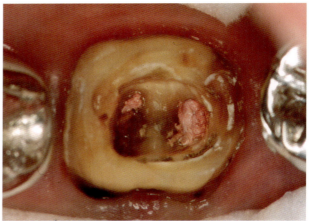
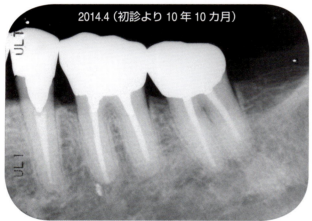
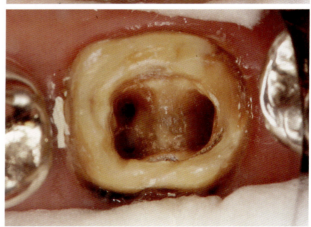

図20　ファイルをしならせるためには，根管口部にある程度の空間的余裕が必要となり，同部にフレア形成を行う1つの大きな理由である．著者はステンレススチール製のエンジンリーマーでフレア形成を行うが，隅角方向に広げていくイメージである．6⏋のアクセスキャビティを示す．術後のデンタルエックス線写真では，6⏋7⏋近心根の根管口部が直線化されているのがわかる．

根管口付近にある程度の空間的余裕がなければ，ファイルをしならせることはできないため，この部位にはフレア形成を行う必要がある．咬合面からみて"開眼"したような根管口のイメージをもっておくとよい（図20）．

5）本来の根管形態を壊さないように

　特に彎曲根管では，ファイルサイズの小さいときには根管を追従していくが，#30あたりを超えたときからファイルの剛性が大きくなる．歯冠部歯質の整理と根管口部のフレア形成ができていない状態でファイルのサイズを上げてしまうと，ファイルの把持部に近い部分が歯質に干渉してしまい，本来の根管形態を追従できなくなる．その結果，ジップやレッジ，根尖孔のトランスポーテーションを引き起こしてしまう（図21）．
　ちなみにほとんどの根管は大なり小なり彎曲していると考えたほうがよい．

6）効率化をはかり，根管充填の操作をしやすくするために

　ファイルの把持部に近い部位が歯冠部やエンド三角の歯質と干渉してしまうと，ファイルの動きが規制され，手用ファイルでは恐ろしく時間がかかってしまう．下川公一先生の

至言である「根管治療は歯科医師の良心」のなかには,「患者さんにみえない部分の治療をきちんと行う」ということと,「歯内療法は不採算部門であるが手を抜かない」という2つの大きな意味を含んでいる.

ファイルを挿入するたびに,ミラーを確認しながら行っていたのでは,時間がいくらあっても足りない.適切なアクセスキャビティを形成することで,ファイルの挿入も楽になり,そのことはレンツロやGPがスムーズに挿入できることにつながる.結果的に不採算部門である歯内療法の効率化もはかれることになる.

われわれ一般開業医は,同じ時間帯に複数の患者さんのさまざまな処置の予約が入っているなかで歯内療法を行うため,**"より精度の高い"かつ"より効率的な"方法をつねに模索しておかなければならない**と考えている(図22).

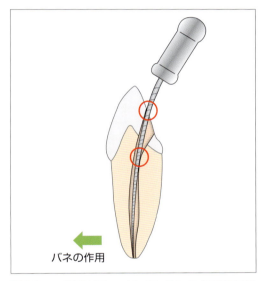

図21-a 歯質がファイルのいろいろな部位に干渉してしまうと,ファイルの弾性や剛性により,思わぬ方向に力が働いてしまう原因になる.

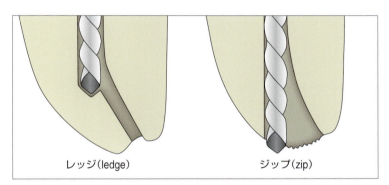

図21-b ファイルの彎曲度が強い状態のまま,無理な力をかけるとレッジを形成してしまい,二度と本来の根管の方向に行かなくなってしまう.また根尖部まで到達していてもジップを形成し,根尖孔のトランスポーテーションを引き起こす原因となってしまう.

下川先生至言集 東大の問題を1日かけて解けたとしても,合格はできんのぞ!

勤務医時代,院長から「処置のスピードを上げろ」と再三いわれていたが,「きちんとした治療をするには時間がかかる」と心のなかで言い訳をしていた.著者が1本のインレーを調整している間に,院長が2本のインプラント埋入手術を終わらせたときに,烈火のごとく怒りながらおっしゃった一言.著者の手も遅かったが,院長の処置は非常に速く,きれいだった.開業医にはスピードが要求され,同じ精度の仕事なら,速いほうが患者さんと医院双方にとって有益である.

時は金なり.自分が開業して,スピードの重要性がよくわかる.「俺には,お前を開業医として食っていけるように育てる義務がある」と,根気よくうるさくいっていただいた院長に,今となっては心から感謝している.

Chapter 1　抗原の徹底除去のポイント

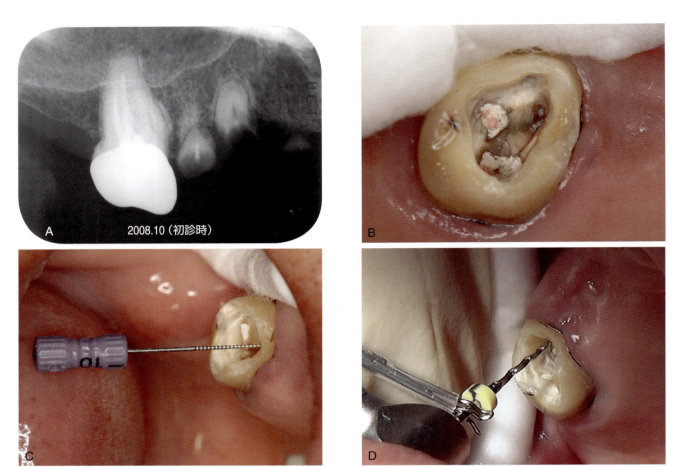

図 22-a　7⏌近心頬側根は拡大されておらず，根管口部は狭窄している（A）．コントラアングル用ラウンドバー 1/2 を用いて根管口を確認できる状態にした（B）．根管も狭窄していたため，穿通性に優れた MMC ファイルで根尖までのルートを確保した（C）．彎曲根管への追従性に優れた Ni-Ti ファイル（ウェーブ・ワン）を用いることで，根管口部のエンド三角は効率的に除去できる（D）．

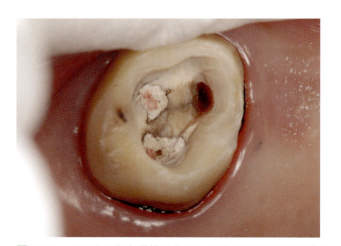
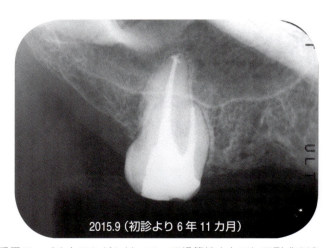

図 22-b　このままだと根管は丸くしか拡大できていないため，手用ファイルとエンジンリーマーで根管拡大とフレア形成の追加を行った．ステンレススチール製ファイルと Ni-Ti ファイル両者の特性を有効に利用し，より効率的で確実な拡大を行いたいと考えている．

コラム　マイクロスコープ導入に踏み切るまで～宝くじが当たったら

　マイクロスコープを導入したほうがよいと強く勧めてくださったのは，北九州歯学研究会の先輩である重田幸司郎先生（山口県ご開業）である．「マイクロなんか要らない」という著者に「つべこべいわずに使ってみろ」と，先生所有のマイクロスコープを2カ月間お借りできるという大変ありがたく非常識なお申し出に甘えさせていただくことにした．購入の際も先生からCarl Zeissレンズを搭載した機種を薦められ，OPMI picoMORA（ジーシー）に決定した（写真1, 2, 図1）．

　Zeissのレンズの明るさにも驚かされたが，MORAインターフェイスの他を寄せつけない可動域は，著者のような初心者にも非常に扱いやすい[4]．現在，当院での最大の問題はマイクロスコープが1台しかないことである．アポイントの調整で何とかやりくりしているが，ユニット間での患者さんの移動など面倒なことも多い．宝くじが当たったら，フィギュアの購入と同時に全ユニットにpicoMORAを設置したいと思っている．

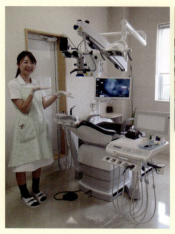

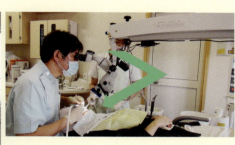

写真1　貸出機にはガンダムのようなしっかりとした脚がついており，安定感はあったのだが，アシスタントが立つ位置に来てしまうため，非常に診療補助がやりづらそうであった．ちょうどその頃，開業時に貰った中古のユニットが限界に達していたため，マイクロスコープを搭載できるジーシーのユニットをあわせて購入し，足元もすっきりとなった．

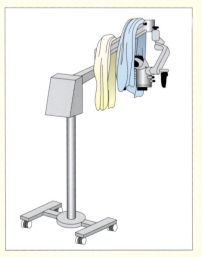

図1　各社から歯科用マイクロスコープが発売されているが，機能や操作性など事前に十分確認しておきたい．せっかく導入したのに使い勝手が悪く，診療所の片隅で大変高価なタオル掛けに成り果てた実例を著者は知っている．（LOSS）

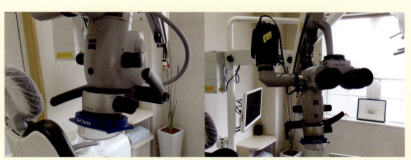

写真2　純正でLEDを装備できることも，費用やアフターサービスの面でも安心できると感じた．バリオスコープがあれば，鏡筒を動かさずに，フォーカスしたい部位に指先だけで瞬時に合わせることができるため，オートフォーカスに匹敵する力を発揮してくれる．記録装置は家庭用の3CCDビデオカメラを用いているが，現在のところ十分であると感じている．

4. 前歯部でのアクセスキャビティの形成

　ここに1本の抜去歯を示す（図23）．大学教育で習うようにアクセスキャビティを舌側から形成している．歯髄腔までのアプローチは安全性と審美性も考慮し，なるべく歯質を削除しないようにしなければならないので，これで問題はない．しかしこのまま根管拡大を進めてしまうと，いろいろなトラブルが生じてくる．

　図23に示すように，このアクセスキャビティのままではファイルの上部が歯冠部と歯頸部付近の歯質に接触してしまい，ファイル先端の手指感覚が得られない．また，根管の舌側壁にはファイルが接触しないので，その部分に起炎因子を取り残したまま根管充填することになってしまう（図24）．

　根管充填後のデンタルエックス線写真では，原則的に垂直的なGPの到達度しか確認できない．根尖部さえシールされていれば，しばらくは問題なく経過することもあるかもしれない．しかし，咬合性外傷などにより歯根が吸収を起こした場合には，いったん硬組織で閉鎖されていた封鎖が破壊され，根管内の起炎因子が生体内に暴露されることになり，根尖病変を発症することになる（図25，26）．

　また図23の状態では，ファイルの動きが規制され，レッジやジップなどの思わぬトラブルを引き起こす原因となる可能性があることはすでに述べたとおりである．以上の理由により，髄腔にバーが到達した後に，**ファイルにテンションがかからないようアクセスキャビティを修正する**必要がある．（図27）．

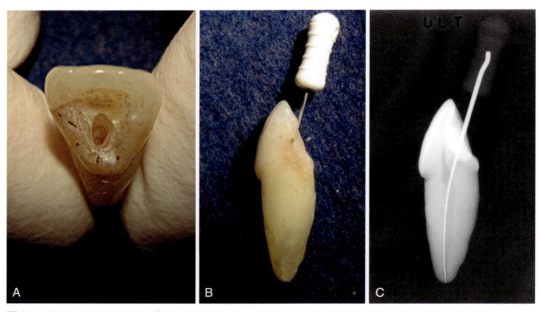

図23　前歯では歯髄腔をめがけて舌側からバーを進めていくのが常套手段である（A）．しかし，このアクセスキャビティでよいのは髄室にバーが到達するまでである．この状態だとファイルが歯冠部歯質と干渉し，根尖部では舌側根管壁に触れていないのがわかる（B,C）．

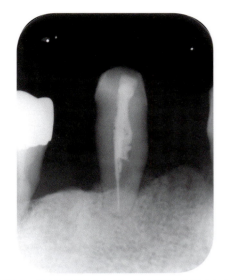
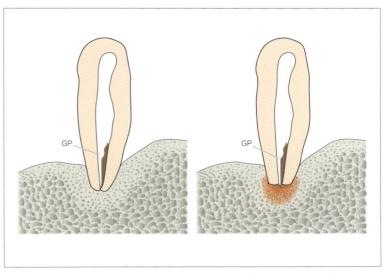

図24 4̲|は他院ですでに歯内療法を施されており，捻転歯のため，水平的拡大不足がはっきりとわかる．歯冠部歯質を温存するためだったのか，アクセスキャビティが非常に狭い．

図25 図24で根尖病変ができていないのは，根尖部のシールが一時的に上手くいっているからであろう．しかし，たったこれだけの死腔でも，細菌にとっては太平洋より広い空間であり，ひとたび歯根吸収が起こり，シールが壊れると内在している起炎因子が生体内に暴露されることになる．

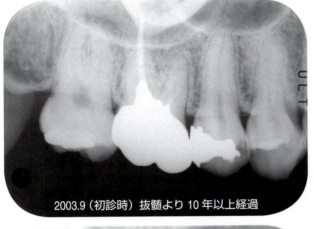

2003.9（初診時）抜髄より10年以上経過

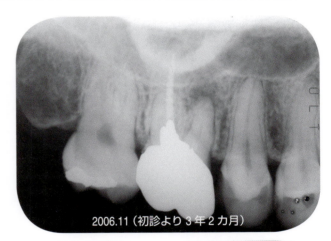

2006.11（初診より3年2カ月）

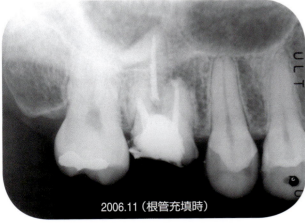

2006.11（根管充填時）

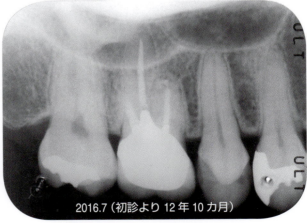

2016.7（初診より12年10カ月）

図26 28歳，女性．6̲|近心頬側根には不良根充が確認できるが，根尖病変は認められない．抜髄処置から10年以上無症状に経過しているとのことであり，あえて介入はしなかった．3年後，6̲|の自発痛を訴え来院．この間に著者が5̲|のハイブリッドセラミックスインレーと，6̲|の全部被覆冠を再製している．それにより6̲|の偏心運動時の咬合接触に変化が起こり，近心頬側根の脆弱なシールが崩壊したことが考えられる．現在は良好に経過している．

Chapter 1　抗原の徹底除去のポイント

したがって前歯部では，切端部を越えて唇側までアクセスキャビティを広げる場合もある（図27）．舌側は基底結節付近までアクセスキャビティを形成するが，特に下顎前歯部では副根管の見逃しを防ぐため，ある程度歯質を削合する必要がある．補綴を予定していない前歯の治療では，できるかぎり歯質を温存したいところではあるが，より予知性のある根管治療を行うために，必要最小限の歯質の削合を行わなければならない．

前述したように，補綴予定歯であれば，先行して概形成を行ったほうが審美的な制約から解放され，歯質の整理を思い切ってできることになる（図28）．

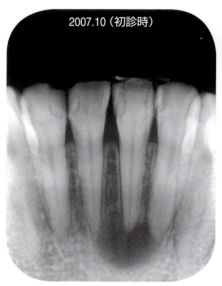
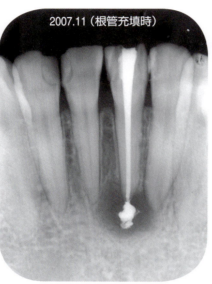
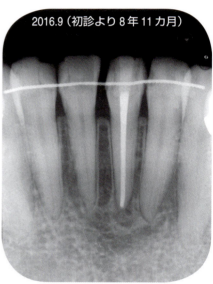
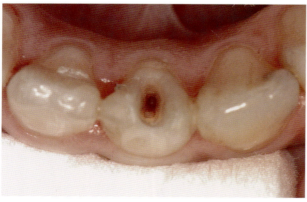
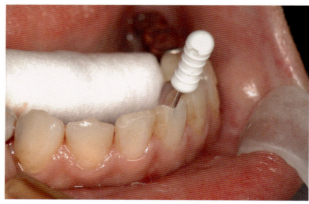

図27　30歳，女性．｢1 の自発痛を主訴に来院．髄角部に近接するコンポジットレジン充填がなされており，根尖病変を認めた．デンタルエックス線写真で｢1 歯根の遠心のラインは二重にみえるため，2根管あるいはひょうたん型の根管であることを予想した．

根管の見逃しを防ぐため，舌側は基底結節付近までアクセスキャビティを形成した．無麻酔下で根尖部までファイルを挿入し，ファイルが歯冠部唇側歯質と干渉しないところまで歯冠部の削合を行っていくと，結果的に切端を若干越えている．ファイルの挿入方向をみると，labial access となっていることがわかる．

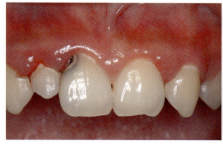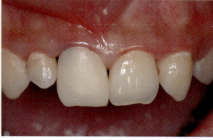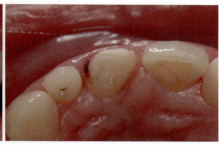

図 28-a 46歳，女性．1⏌の冷水痛と軽い自発痛を主訴に来院．遠心歯頸部に深い歯肉縁下齲蝕があったため，抜髄後に全部被覆冠による補綴修復を予定した．歯肉縁下齲蝕がある状態では，プラークコントロールができず，歯肉の消炎がはかれない．そのため，初診時には抜髄を行わず，ある程度の軟化象牙質の除去と概形成を行って，テンポラリークラウンを装着した．歯肉の炎症が消退した後に，抜髄処置を行った．

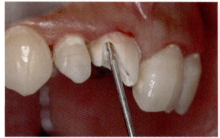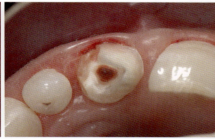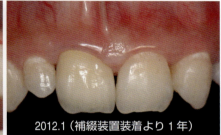

図 28-b あらかじめテンポラリークラウンを装着することで，審美的な制約がない状態でアクセスキャビティの形成を行うことができた．挿入されたファイルが歯質と干渉していないことがわかる．

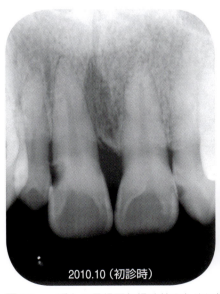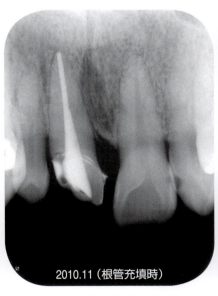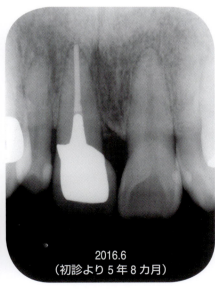

図 28-c 近心の骨縁下欠損改善のために矯正的挺出を行い，陶材焼付鋳造冠により修復を行った．このケースは抜髄根管であり，現在も根尖部の状態は安定している．

5. 大臼歯部でのアクセスキャビティの形成

　大臼歯部においては，根管の見逃しを防止するために，まず**髄床底をすみずみまで完全に明示**しなければならない（図29）．デンタルエックス線写真で髄室の形態をしっかり把握したうえで，髄床底の色や歯質の硬さを頼りに穿孔に注意しながら明示していく．

　次に根管口部の形成であるが，前歯部と同じ概念のもとにアクセスキャビティを形成すると，必然的にエンド三角を削除することになる（図30）．その際には，**歯頸部の歯質が薄くならないよう十分注意を払う**必要がある．どこまで歯質を削除するかは図31に示す項目によって決定する．歯質の削除が足りなければ起炎因子を除去できず，すぎれば歯の脆弱化を招くことになる．

　アクセスキャビティの形成においては，つねに歯質の"温存"と"必要最小限の削除"の両者のせめぎ合いとなる（図32）．重要なのは"はじめから削りすぎないこと"である．

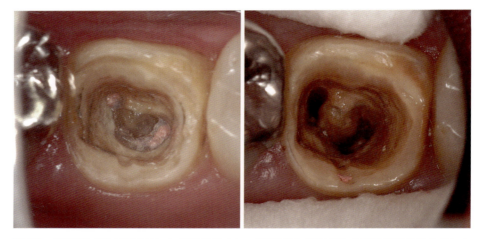

図29　髄床底に薄く張り付いた歯質を除去し，髄床底をすみずみまで目視できるようにしなければならない．歯質の色とコントラアングル用ラウンドバー1/2によるスティッキー感の消失が頼りとなる．これにより隠されていた根管がみえてくるようになる．

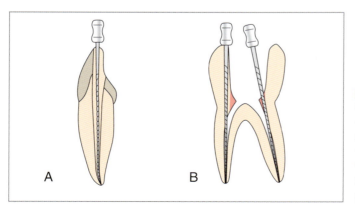

図30　ストレートラインアクセスを確保することは，ステンレススチール製ファイル，Ni-Tiファイルを問わず，重要な事項である．前項で述べた前歯部と同様の概念（A）で，大臼歯部のアクセスキャビティを形成するためには，エンド三角を除去しなければならない（B）．

歯質の削除量に影響を及ぼす項目
年齢（歯髄腔および根管幅径） 根管の彎曲度 根管の水平的な広がり ルートトランクの長さ（根分岐部の位置） 残存歯質の量 補綴設計　　　　　　　　　　　　　　　etc.

図31 これらの項目により，歯質削除の必要量と許容量が決まる．いうまでもなく，つねに"必要最小限の歯質の削除"を心がける必要がある．

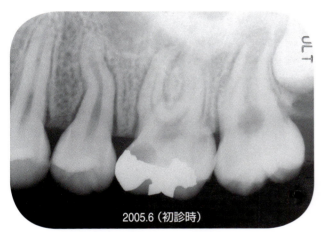
2005.6（初診時）

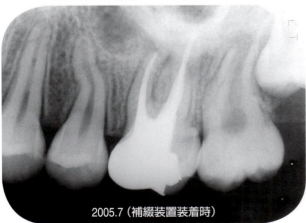
2005.7（補綴装置装着時）

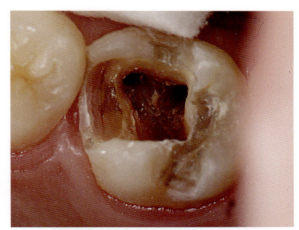

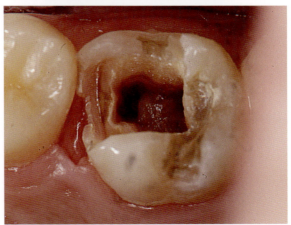

図32 12歳，女性．6̲ は数カ月前に他院で覆髄処置を受けたが，自発痛を主訴に来院され，近心頬側根根尖部にエックス線透過像を認めた．近心頬側根は彎曲が強くルートトランクが比較的長かったため，エンド三角の除去を行うと，必然的に歯質の削除量が多くなった．若年者であり，全部被覆冠は避けたいと考え，エナメル質を極力温存し，アンレー修復とした．

Chapter 1 抗原の徹底除去のポイント

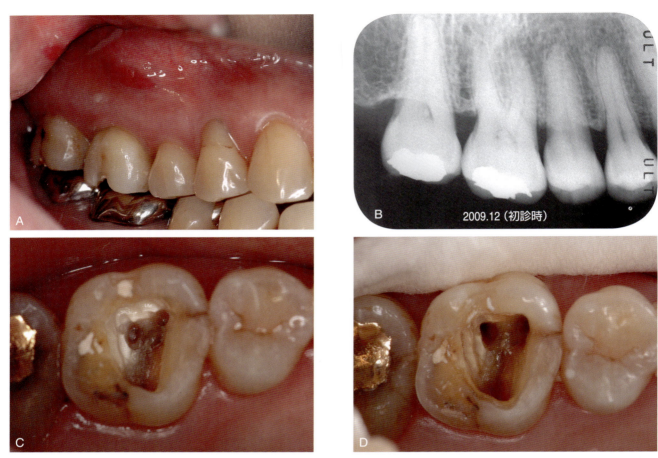

図 33-a 54歳，女性．6| 根尖部の腫脹と疼痛を主訴に来院（A）．デンタルエックス線写真では近心根に透過像を認め，歯髄は失活していた（B）．無麻酔で天蓋を除去した状態を示す（C）．最終拡大終了時のアクセスキャビティの状態を示す（D）．

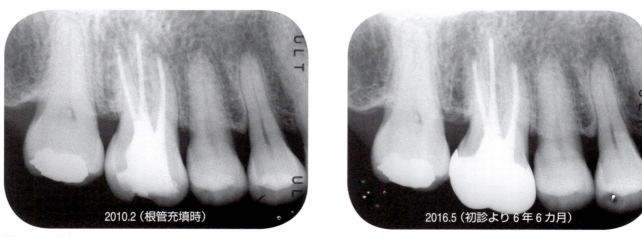

図 33-b 根管充填時のデンタルエックス線写真では，近心頬側根のエンド三角の除去は理想的に行えているように思える．咬合面以外は歯質が温存されていたが，近心辺縁隆線にクラックがあり，近心口蓋咬頭も菲薄となったため，4/5冠で修復を終えた．

ある程度，根管の最終形成のイメージをもちながら，手指感覚を妨げることのないアクセスキャビティを形成することが肝要である（図33）．

エンド三角はデンタルエックス線写真で確認できる近遠心的のみならず，頰舌的にも存在する（図34）．この部分の削合を行うだけでネゴシエーションが驚くほど楽になることも多いため，非常に重要な操作である．著者はこの部分を主にエンジンリーマーを水平的に動かすように使用して削合するが，歯の隅角方向に根管口を拡大するイメージである．

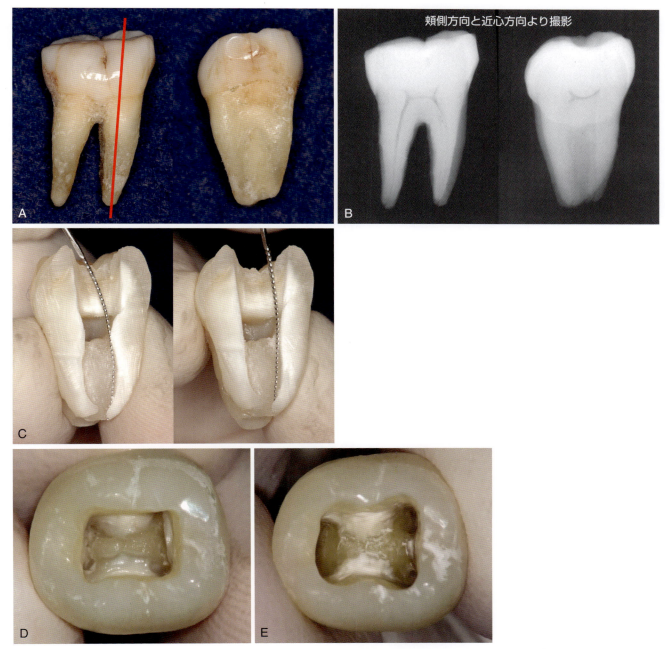

図34 下顎大臼歯の抜去歯を用いて，臨床でみることができる頰側方向と普段みることのできない近心方向から，デンタルエックス線写真を撮影した．近遠心的に，また頰舌的にもエンド三角が存在していることがわかる（A,B）．（A）の赤いラインで歯を切断すると，（C）のような状態であるため，頰舌的にもエンド三角を除去しなければならない．咬合面観では，隅角方向に広げていくイメージを持っておくと，自然と三次元的にエンド三角の除去を行えるようになる（D,E）．

Chapter 1　抗原の徹底除去のポイント

> **コラム**　術者と患者さんのポジション

　ヒトが何かの動作をするときに力のコントロールがしやすい方向，力が入りやすい姿勢がある．手用ファイルを操作する際にも同じことがいえる．原則的に患者さんのポジションは上顎は水平位，下顎はなるべく起こして背板が45度くらいになるようにしている．特に下顎は水平位にしてしまうと，座位診療では根管を直視しづらく，術者の脇が上がってしまい，ファイルに力を伝えることができなくなる．また，レストが効きにくくなり，ファイリングの方向と力のコントロールが難しくなる（**写真1**）．

　基本は，術者の脇と肘が締まり手首と指の関節の動きでファイルを操作することであり，患者さんを倒す角度と頭位をそれに合わせて動かしてもらうことである．歯内療法だけではなく，支台歯形成やスケーリングの際にもいえることだろう．

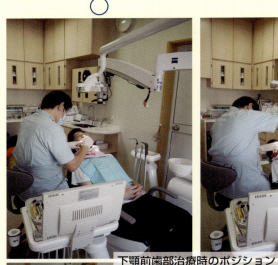
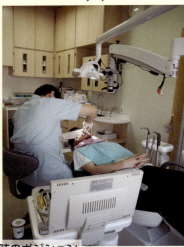

下顎前歯部治療時のポジション

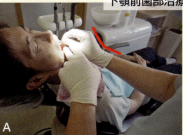
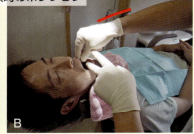

賢明な読者ならすでにおわかりだと思うが，写真に登場しているのは本物の患者さんではない．患者役は代診の出口拓磨先生．今回の書籍に掲載する器具の撮影など煩雑な作業を彼がしてくれた．この場をお借りし感謝の意を表したい．

写真1　(A)では患者さんをある程度起こしているため，術者の脇と肘が締まり，手首が内外側に動かせる範囲が広い．このことにより力と方向のコントロールがしやすくなる．対して(B)では患者さんを倒しすぎているため，術者の脇が上がり，手首が伸びきっている．これでは力が入らず，繊細な器具操作はできない．

> **下川先生　至言集**　脇の甘いやつに一流選手はいない

　下川歯科医院に勤務し始めてからの1年間は，このことで毎日のように怒られていた．すぐに脇があいてしまう著者に対していわれた一言．「野球でも相撲でもテニスでも，脇の甘いやつに一流選手はおらんのじゃ！歯医者も同じだ」

　脇と肘を締めることで手を動かす方向のコントロールと繊細な力の調整が可能になる．歯内療法にかぎらず，タービンを持つとき，外科用器具を持つとき，すべてに共通することである．

6. 根管形成のステップ

次に実際の根管形成をステップごとに提示する（図35）．著者は歯冠部から根尖部までを大きく4つのパートに分けて，形成している．

図36の歯では近心頬側根の拡大の手順を示す．

STEP1	軟化象牙質の除去 & 歯冠部歯質の整理
STEP2	髄床底の明示 & 根管口の探索
STEP3	ネゴシエーション
STEP4	根管口部のフレア形成

図35 著者が考える根管形成の4つのステップ．

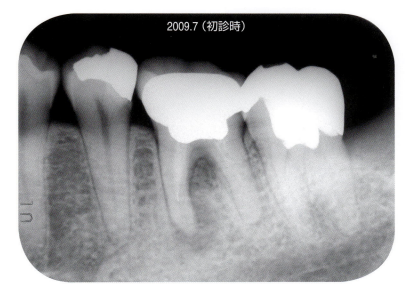

図36 34歳，女性．⎿6の咬合痛を主訴に来院．デンタルエックス線写真では近心根から根分岐部にかけて透過像を認めた．PPDは全周3mm以内で正常範囲であったが，根分岐部の穿孔も疑える所見だった．近心根中央部には破折ファイル様の不透過像を認めた．

STEP1　軟化象牙質の除去 & 歯冠部歯質の整理

ポストコアを除去した後，歯冠部歯質の整理は主にタービンで行い，軟化象牙質の除去にはコントラアングル用ラウンドバーを用いる．軟化象牙質を取り残すと，仮封が不確実となり，歯内療法の失敗につながるため，徹底的に行う必要がある．再根管治療でない場合は，天蓋を除去することから根管治療が始まる．

歯髄腔が広いケースでは問題ないと思われるが，天蓋と髄床底が近い場合は天蓋を取り残したり，髄床底を削合したりすることがあるため，十分な注意が必要である．その際，先端部にダイヤモンドがついていないER-1（ジーシー）などのバーを使用すると，髄床底を削合する危険性が少なくなる（図37）．クラックの有無を確認するためにメチレンブルーを用いて染色を行うのもこのときである．

STEP1はできるかぎり短時間で行いたい．

Chapter 1 抗原の徹底除去のポイント

> **STEP2** 髄床底の明示 & 根管口の探索

近心舌側根の根管口から頬側に伸びている発育溝を追求し，探針やコントラアングル用1/2 ラウンドバーを用いて，髄床底をしっかりと明示する．このコントラアングル用 1/2 ラウンドバーで**スティッキー感をなくすようにかき上げる**操作が，根管口を明示する際に非常に重要で有効となる．そのようにして根管口を覆っている歯質を少しずつ除去していく（図 38）．

> **STEP1** 軟化象牙質の除去 & 歯冠部歯質の整理

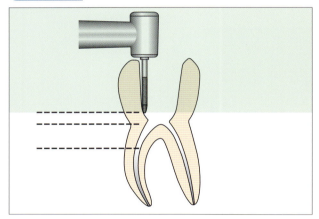
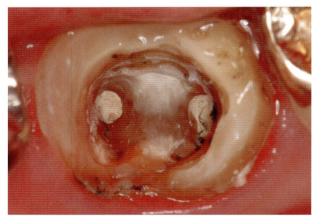

図 37 主にタービンを使用して歯質の整理を行う．コアなどを除去した際には二次齲蝕が存在することも多く，この段階で確実に軟化象牙質の除去も行っておく．繊細な器具操作が必要な部分は残しておいて概形を短時間で仕上げる．尖った歯質は必ず丸めておく．

> **STEP2** 髄床底の明示 & 根管口の探索

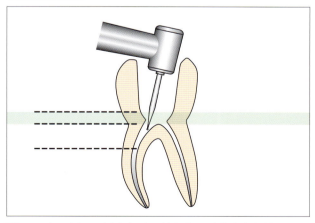
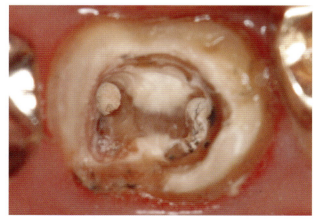

図 38 タービンでは危なくて触れない髄床底と根管口を覆う薄い歯質を，短針やラウンドバーで弾き飛ばしていくイメージである．隠れた根管口を探すときは髄床底の発育溝が目標となりやすい．髄床底を傷つけないように繊細な器具操作が要求される．

根管口がみつけにくい場合には，MMCファイル（MICRO MEGA）の細いサイズのファイルが便利である．他メーカーの#8や#10のファイルは，下手をすると新品でも一発で曲がってしまい泣きそうになることもあるが，MMCファイルはコシが非常に強く根管口の探索に適している．

　マイクロスコープ下では，次亜塩素酸ナトリウム溶液を髄室に満たし，有機質と反応して連続的に発泡してくる部位に根管口があると予想し，超音波用チップ（E7，E7D）（ナカニシ）を用いて，歯質の整理を行う．

　STEP2は非常に繊細な手技が要求されるため，時間をかけて慎重に行う．

STEP3　ネゴシエーション

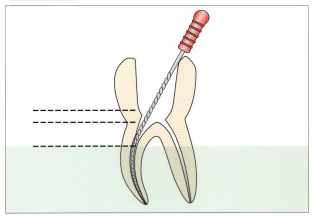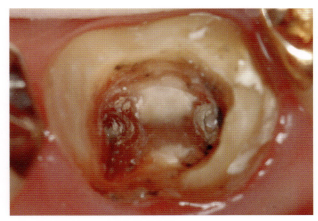

図39　根管が狭窄している場合は一気にファイルを根尖まで到達させず，再度根管口の歯質を整理することもある．ファイルに過度のテンションがかからない状態で穿通させていくことが重要である．

STEP4　根管口部のフレア形成

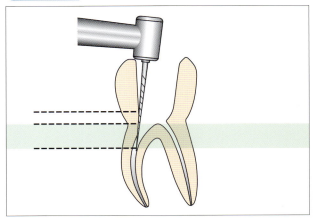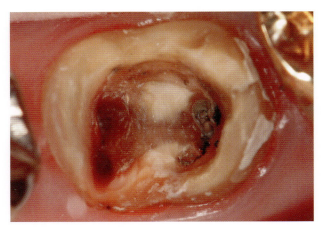

図40　ある程度，手用ファイルでファイリングを行い，根管口から1/3くらいの部位までエンジンリーマーを用い，フレア形態を付与する．歯質の削合はファイルと歯質が干渉しない程度にとどめておく．

Chapter 1　抗原の徹底除去のポイント

STEP3　ネゴシエーション

　根管口を発見したら，根尖部までのルートを確保していくが，著者はステンレススチール製のKファイルを用いて，主にバランスドフォースの動きで穿通している．根管の径と抵抗により，ファイルのサイズを変えており，#6，#8といったサイズの小さいファイルは必須である．特に狭窄した根管では，穿通力に優れたMMCファイル（MICRO MEGA）を多用している．その際には根管内にEDTAを満たした状態でファイルを操作することもある．

　根管内壁には微細な凹凸が多く存在しているといわれており，先端に若干のプレカーブを付与することで，凹凸を乗り越え穿通しやすくなるといわれている（図41）．前述したように，彎曲根管でファイルからの抵抗を強く感じるようであれば，無理に根尖部まで一気に穿通させず，1/2ラウンドバーなどを用いて根管口部を覆っている歯質を少し整理し，再度ファイルでネゴシエーションを行っていく．

　ファイルが根尖部まで到達したら，Hファイルを用いて円周ファイリングを行う．乱暴な器具操作は目詰まりの原因となるので，時間をかけてまずは#25くらいまで，手用ファイルのみで拡大を行う（図39）．

STEP4　根管口部のフレア形成

　#25くらいまで手用ファイルで拡大を行ったら，エンジンリーマーを用いて，根管口付近をフレア状に形成する．エンジンリーマーで形成する部位は，根管口から根尖に向かい1/3付近までにとどめる（図40）．

　その後はファイルのサイズを上げながら，STEP3とSTEP4の繰り返しである．サイズの大きなファイルが歯質の上部に接触しだしたら，エンジンリーマーでその部位を削合する（図42）．

　エンジンリーマーを使用する際の注意点として，手用ファイルは先端部を使用するのに対し，エンジンリーマーはその逆で，先端ではなく腹の部分を使用することがあげられる．

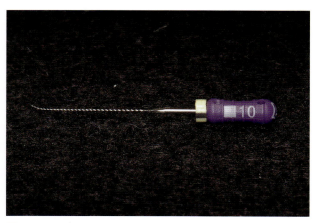 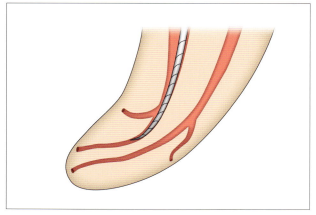

図41　根管内壁の微細な凸凹を乗り越えやすくするため，パイロットファイルに若干のプレカーブを付与すると穿通しやすい．スキー板の先端が反っていることで，地面の凹凸を拾わないことによくたとえられる．講演ではよく滑るが，著者は生まれて一度もスキーの経験はない…．

エンジンリーマーは水平方向にのみ使用し，決して根尖方向に垂直的に動かさないことが重要である．エンジンリーマーを使用することで，ある程度選択的に歯質を削合でき，根管内をスムーズにフレア状に形成することができる．また，そのことにより，効率的に歯内療法を行うことができる．

以上，機械的清掃について述べたが，根管内の抗原の除去には超音波洗浄や薬剤の使用などの化学的清掃も不可欠である．

最後に著者が使用している器具を紹介する（図43）．

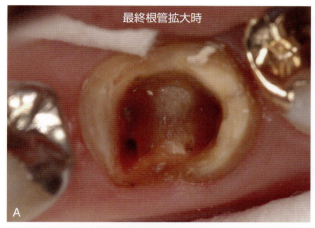
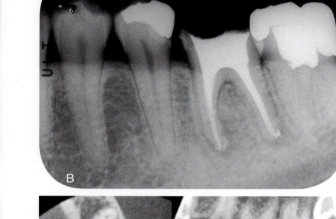
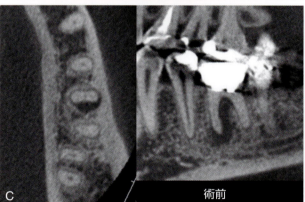
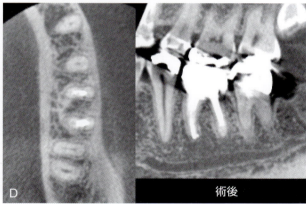
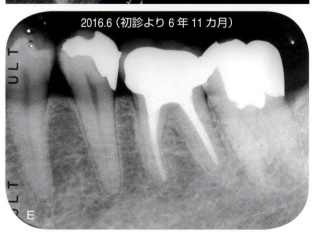

図42 最終拡大終了後のアクセスキャビティを示す（A）．根管充填時のデンタルエックス線写真では，すでに根分岐部付近の透過像が消失しているようにみえる（B）．術前，術後のCT画像の比較でも，近心根から根分岐部に及ぶ骨吸収像は消失している（C,D）．現在，良好な経過をたどっているが，根分岐部の透過像はエンド由来の根分岐部病変であったと考えられる（E）．

Chapter 1　抗原の徹底除去のポイント

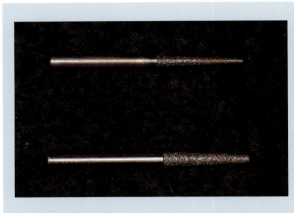

東洋バー　210
歯冠部歯髄腔への穿孔

東洋バー　211
水平的に動かし天蓋を除去

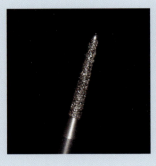

ジーシー　ER1
髄床底を叩くように動かし天蓋を除去
エンド三角の除去

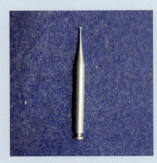

メルファー
ラウンド1/2バー
　22.5 mm，28 mm
歯冠側にかき上げるように動かし天蓋を除去
エンド三角の除去
髄床底に張り付く歯質を除去

図 43-a　アクセスキャビティ形成時に使用するバー類．

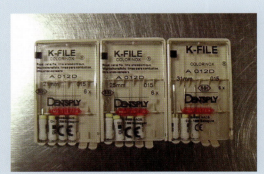

メルファー　Kファイル，Hファイル
　＃6〜＃140／21 mm，25 mm，31 mm
ルーティーンに使用しているファイル

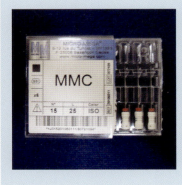

MICRO MEGA
Kファイル
　＃6〜＃15／21 mm，25 mm，29 mm
狭窄した根管や目詰まりを起こした際の穿通
根管口の探索
副根管などの細い根管の探索

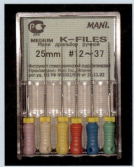

マニー　Kファイル，Hファイル（中間サイズ）
＃12，＃17，＃22，＃27，＃32，＃37／25 mm
狭窄した根管や彎曲根管の拡大

図 43-b　根管拡大に使用するファイル類．根管の性状により使用するファイルを変えたり，併用したりする．

46

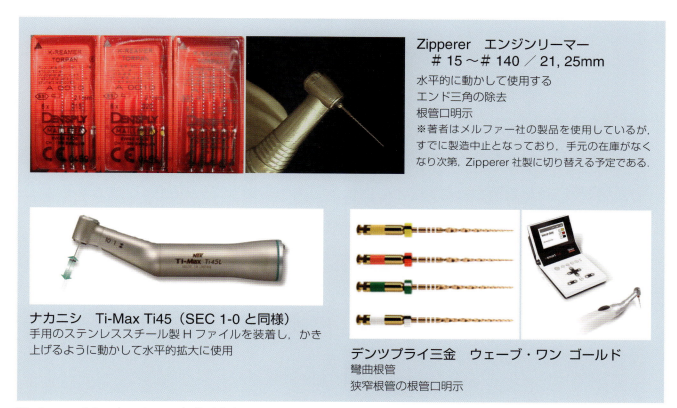

Zipperer　エンジンリーマー
♯15～♯140／21, 25mm
水平的に動かして使用する
エンド三角の除去
根管口明示
※著者はメルファー社の製品を使用しているが，すでに製造中止となっており，手元の在庫がなくなり次第，Zipperer 社製に切り替える予定である．

ナカニシ　Ti-Max Ti45（SEC 1-0 と同様）
手用のステンレススチール製 H ファイルを装着し，かき上げるように動かして水平的拡大に使用

デンツプライ三金　ウェーブ・ワン ゴールド
彎曲根管
狭窄根管の根管口明示

図 43-c　アクセスキャビティ，根管形成時に用いる器械類．

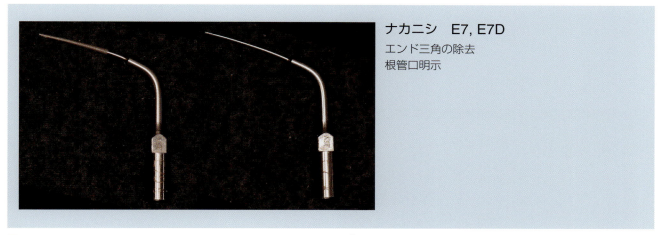

ナカニシ　E7, E7D
エンド三角の除去
根管口明示

図 43-d　アクセスキャビティ，根管形成時に用いる超音波用チップ．

Chapter 1　抗原の徹底除去のポイント

Chapter 1　のポイント

- 補綴装置が装着された歯では，原則的にこれを除去して歯内療法を行う.

- 根管内歯質を削合しないよう，ポスト部は削合せずに一塊として除去する.

- 軟化象牙質の徹底的な除去は，確実な仮封を行うための必須条件である.

- 再根管治療歯では，確実にファイルを根管壁に接触させるため，GP を完全に除去する.

- ファイルの動きを規制しないアクセスキャビティを形成する.

- 根管口にフレア形成を行い，ストレートラインアクセスを確保する.

- どのステップでも可及的に歯質の削除量を少なくすることを心がける.

下川先生 至言集　　歯科オタクになるな

　スタディグループや学会，歯科医師会に所属していると，他の歯科医師と過ごす時間が必然的に多くなる．共通の話題に事欠かず，何気ない会話のなかで得るものもたくさんあるため，非常に有意義で居心地がよい．しかし，著者のように大学を卒業し，一般会社組織に属することなく開業医になるケースがほとんどであるため，社会人としての甘さをこの業界全体で共有していると感じることもある．「歯科医師である前に常識を兼ね備えた社会人であれ」と院長には厳しく育てていただいた.

　それは，歯科医院を訪れる患者さんやスタッフの家族は，われわれよりも一般常識を厳しく叩き込まれた社会人（定年退職後の方も含めて）が多いからである．歯科臨床を追究することは，決して責められることではないが，世のなかのいろいろなことにアンテナを張っておくのも社会人として重要である．つきあいを歯科医師に限定せず，他職種の友人とも交流を深めると，自分が知らないことの多さに驚かされ，業種を越えて共通する重要な事柄に気づかされることも多い.

Chapter 2

根管消毒＆根管充填

　根管治療の主役である機械的清掃を生かすためには，根管洗浄や根管貼薬などの化学的清掃という名脇役（いわゆる2号ライダー）の存在が欠かせない．互いに補完関係にある両者により，根管内起炎因子の病原性が減弱できたら，いよいよ根管充填というクライマックスを迎える．

Chapter 2　根管消毒＆根管充填

1.　根管洗浄

> 　現在は，次亜塩素酸ナトリウムと EDTA の交互洗浄に超音波洗浄を併用することで，削片などの機械的除去，残存有機質とスメア層の化学的除去をはかっている．象牙細管を開口させ，貼薬効果を高めることも期待している．以前は超音波洗浄を使用せず，EDTA ではなく過酸化水素水を使用していたが，マイクロスコープ導入後，根管内の汚染を実際にみてショックを受け，術式を変更した．

根管洗浄の目的

1）根管内の微生物や削片などを洗い流して除去するため
2）残存有機質とスメア層を化学的に除去するため
3）象牙細管を開口させ，貼薬効果を高めるため

図 1

　機械的清掃により大幅な起炎因子の除去がはかれるが，その**補完処置として根管洗浄が必須**であると考える．著者は根管洗浄を**図 1** に示す目的で使用している．

1）根管内の微生物や削片などを洗い流して除去するため

　拡大後の根管内には，象牙質削片，残存たんぱく質，細菌塊，GP など，さまざまな物質が入り混じって存在している．根管充填によって，これらを一緒に埋め込んでしまうと，元の木阿弥になってしまうため，**根管洗浄によってそれらを物理的に洗い流す必要がある**．

　著者は，根管内がきれいになったかどうかの判断材料として，ファイルに付着してくる削片の状態をみたいため，基本的に根管内を乾燥した状態で拡大を行う．根管内を薬液で満たした状態で拡大する方法に比較すると，目詰まりを起こしやすいかもしれないが，削片の状態を確認するのには，こちらの方がよりわかりやすい．万が一，目詰まりを起こした際には，細いサイズの MMC ファイル（MICRO MEGA）で穿通させルートを再確保するが，洗浄をこまめに行うことで，そのようなことは回避できる．

　以前は，次亜塩素酸ナトリウムと過酸化水素水の交互洗浄による発泡作用にこのことを期待していたが，現在は，次亜塩素酸ナトリウムと EDTA（ethylenediaminetetraacetic acid）の交互洗浄に変更し，超音波洗浄を併用することで浮遊物を洗い流している（**図 2**）．

2）残存有機質とスメア層を化学的に除去するため

　回転切削器具によるファイルの根管壁への接触率は，50数％でしかないとされており[5,6]，

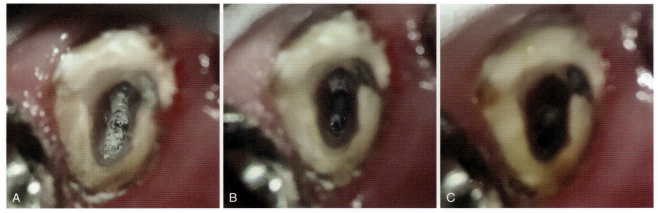

図2 （A）機械的拡大終了後の状態．起炎因子を含む削片が大量に存在している．（B）次亜塩素酸ナトリウムとEDTAの交互洗浄を行った状態．これだけではやはり不十分なことがわかる．（C）超音波洗浄を行った状態．根尖孔と根管壁のdebrisが除去できている．

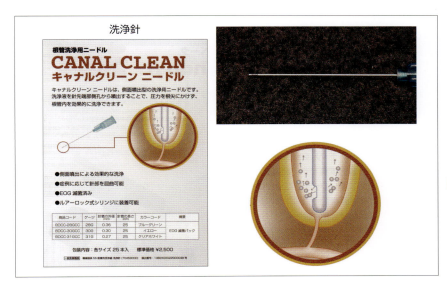

図3 著者が交互洗浄に使用している洗浄針（キャナルクリーン ニードル／ペントロン ジャパン）．洗浄針の先端からではなく，側面から薬液が噴出するため，根尖孔外に強圧で漏れ出す心配が少ない．それでも洗浄針の挿入深度は必ず確認しておかなければ事故につながる．

仮に円周ファイリングを十分に行い接触率が多少向上したとしても，側枝などが存在する複雑な根管系のすべてを機械的に清掃することは不可能である．

機械的に清掃できない部位は化学的な清掃に期待するしかなく，その主役は有機質溶解作用をもつ次亜塩素酸ナトリウム（ヒポクロリット）である．その効果は古くからよく知られるところであるが，近年，次亜塩素酸ナトリウムの根尖孔外からの溢出による医療事故（ヒポクロアクシデント）も報告されており，その使用法には注意を要する（**図3**）．

もう1つの大きなターゲットである根管内スメアは，象牙質削片と残存たんぱく質や細菌などの起炎因子が混在した状態となり，根管壁を覆い尽くしている．そのまま根管充填を行うと，起炎因子を根管内に封じ込めるばかりでなく，根管充填材の封鎖性が悪くなり，マイクロリーケージを引き起こすおそれがある．そのため，キレート作用による無機質溶解作用を期待し，EDTAを使用している（**図4**）[7〜9]．これらの交互洗浄[10]に加え，仕上げに超音波用ファイルによる洗浄を行っている．

Chapter 2 　根管消毒&根管充填

3) 象牙細管を開口させ，貼薬効果を高めるため

　著者は根管貼薬を必ず用いているが，できれば象牙細管内に潜む細菌にまで，その効果が及んでほしいと考えている．次亜塩素酸ナトリウムとEDTAの交互洗浄と超音波洗浄により，残存有機質の溶解作用と根管壁を覆い尽くす根管内スメアの除去，ならびに**根管内象牙細管をしっかり開口させることで貼薬の効果を高める**ことができる（**図5**）[11]．

　2009年までは次亜塩素酸ナトリウムと過酸化水素水の交互洗浄のみで，超音波洗浄を積極的には使用していなかったが，この時期に初めてマイクロスコープで根管内を覗いた．きれいになったと思っていた根管内がいかに汚れているかを知り，立ち直れないくらいのショックを受けた．

根管の交互洗浄に使用している薬剤

次亜塩素酸ナトリウム（ヒポクロリット）

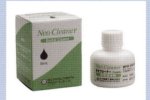

・有機質溶解作用
・殺菌作用
・温度を5℃高めると有機質溶解作用は2倍以上になる[7]
・接着阻害因子[8, 9]

EDTA（キレート剤）

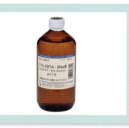

・無機質溶解作用
・濃度の違い，pHの違いによって作用上限時間が異なる
・当院では17%，pH7.3の製品を使用している

図4

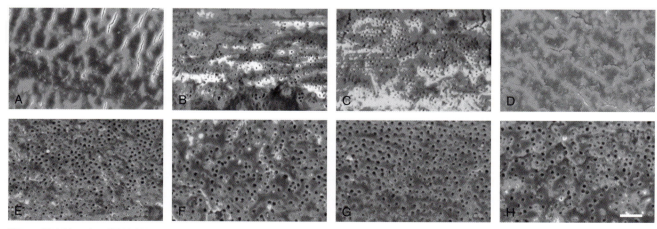

図5　超音波による単独洗浄とスメアクリーン（SC）を併用した洗浄後のSEM像（九州大学歯学部　前田英史教授，島　一也先生のご厚意による）[11]．
A～D；単独洗浄，E～H；SC併用．A,E；根管口，B,F；根中央，C,G；根尖孔より3mm，D,H；根尖孔より1mm．Bar＝20μm．

それ以来，必ず超音波用ファイルを使用して根管内洗浄を行っている（図6）．その際には弱い出力で，超音波用ファイルが根尖孔を越えないよう十分に注意を払いながら，根管壁全周に触れるように水平的に動かしている（図7）[11]．

　また，洗浄後の根管内の乾燥には根管内サクションを使用しているが，これにより瞬時にまた確実に根管内を乾燥できるため，非常に効率的である（図8）．

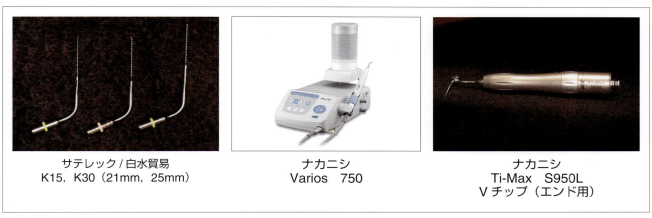

サテレック／白水貿易
K15, K30（21mm, 25mm）

ナカニシ
Varios 750

ナカニシ
Ti-Max S950L
Vチップ（エンド用）

図6 当院で根管内洗浄に使用しているVariosと超音波用ファイル．エンド用チップを装着したエアスケーラーはタービン用カップリングに装着するので，面倒でなく使い勝手がよい．あくまでも超音波ではないが，根管内を削合する危険性も少ない．

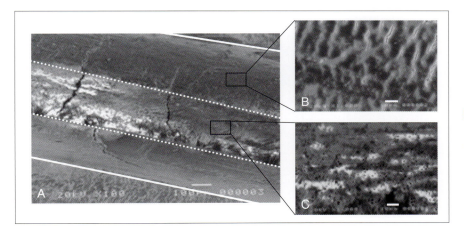

図7 超音波による単独洗浄後のSEM像（九州大学歯学部　前田英史教授，島　一也先生のご厚意による）[11]．
（A）洗浄後の根管壁．実線間は拡大された根管を示し，点線間は超音波用チップの接触部位を示す．Bar＝100μm．BおよびCはそれぞれA内の四角の部位の拡大像．Bar＝10μm．

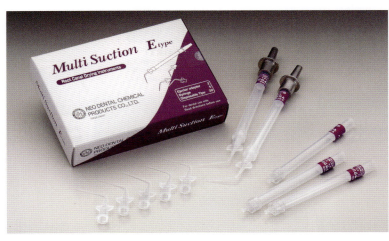

図8 バキュームや排唾管に装着する根管内サクション（マルチサクションEタイプ／ネオ製薬工業）．特に複根管歯では，根管の乾燥を綿栓やペーパーポイントで行うと時間がかかる．根管内サクションを使用すると瞬時に根管内を乾燥状態にできるため，大幅な時間の短縮がはかれる．

Chapter 2　根管消毒&根管充填

コラム　側枝に対する考え方

　よく「側枝まで根充材が入った」という症例を目にするが，正直そのことを，あまり気にしていない．側枝に根充材が入ったから治癒したのか，主根管をきれいにすることで，根管内起炎因子の病原性を総じて減弱させたことが奏功したのかは誰にもわからないが，どうも後者のように思えてならない．

　複雑な側枝のすべてに根充材が入るわけでもなく，ましてや機械的に拡大することができない部位に，根充材さえ入れれば治癒に向かうとは思えないのである．三次元的にどこにあるかわからない側枝を意識するよりも，主根管を確実に清掃し，緊密に根管充填することのほうに重きを置いている（**症例1**）．

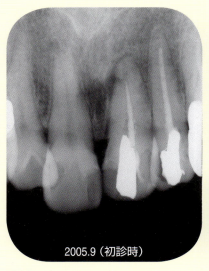
2005.9（初診時）

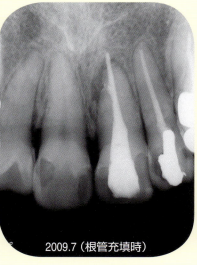
2009.7（根管充填時）

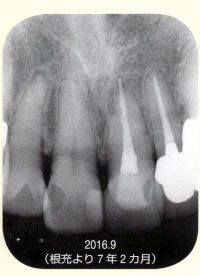
2016.9（根充より7年2カ月）

症例1　|1 近心に側枝を疑わせる根管様透過像と，それに連続する根尖病変が認められる．たまたまシーラーが入っているが，根管充填より約7年経過時では，そのシーラーも吸収されている．にもかかわらず病変が縮小しているのは，やはり主根管内の起炎因子を除去して緊密に根管充填を行ったからではないだろうか．

下川先生至言集　まねすると決めたら徹底的にやれ！　中途半端が一番いかん

　綿栓を巻く際には，ワッテから適量の綿花を採取するが，学生実習で教わったやり方と下川先生のやり方は違っていた．著者は大学で習った慣れたやり方で綿栓を巻いていたが，ある日いきなり雷が落ちた．「俺がやっていることにはすべて経験に基づいた理由がある．使用している器具・器材はもちろん，ワッテの取り方1つにも理由があるんぞ！」

　自身であれこれ遠回りして改良を重ねるよりも，結果を出している人をまねたほうが近道である．そのときは，ひとまず徹底的にまねてみることが重要だと教わった．なるほど院長は，仕事をするときも，人をもてなすときも，そして遊ぶときも徹底的にされているな，と怒られながら納得した．

2. 根管貼薬

> 　完璧には行えない根管の機械的清掃を補完するため，ホルムクレゾール，水酸化カルシウム，グアヤコールを症例により使いわけ根管貼薬を行っている．削片を根尖孔外に押し出すリスクや根管充填操作による歯根膜炎の誘発の可能性を考慮し，最終拡大を行った日には根管充填を行わず，根管貼薬をした状態で仮封を行う．次回来院時の状態を再確認して，根管充填を行うようにしている．

　仮封時のマイクロリーケージと根管内が軟化象牙質化するリスクを回避する観点より[12,13]，感染根管処置を1回で終了する術式を提唱されている専門医の先生もおられるが，**著者はあえて複数回に分けている**．それには4つの大きな理由がある（図9）．

　1つ目は，複根管を有する失活歯では非感染根管，感染根管が混在している可能性があり，**起炎因子のもち込みを避けるため**，原則的に1根管ずつ治療を進めることである（詳細は『診断・治療コンセプト編』参照）．この原則により，複根管歯では必然的に複数回に分けて根管治療を行うことになる．2つ目の理由として，根管内には側枝や象牙細管内を含め，どうがんばっても機械的清掃を完璧には行うことができない部位が必ず存在していることである．この点においては "Nobody's Perfect" であるため，**機械的清掃の補完処置として根管貼薬を行い**，根管内起炎因子の病原性を減弱したいと考えているからである[14,15]．

　当院で使用している根管貼薬剤を図10に示す[16]．それぞれの特性を理解し，効果があると実感できるものであれば，あとは好みの問題である．論文的な evidence も重要であるが，経験学に基づいた実際の使用感や治療成績から判断し，薬剤を選択すればよいだけの話であり，どれを推奨し，どれを否定するという話ではない．著者もそれぞれの特性を考慮して，同じケースでも病態や時期により使い分けている．

根管治療を複数回に分けて行う理由

- 原則的に複根管歯では1根管ずつ治療を行う
- 機械的清掃の補完処置として根管貼薬が必要
- 根管拡大を行った当日は根管充填を行わない
- 根管治療の不確実性

図9

Chapter 2　根管消毒&根管充填

たとえば，FCに関しては賛否両論あるが，難治性根尖病変の原因菌とされる *Enterococcus faecalis* に対しても効果が及ぶことは大きな長所である[17]．また，操作が簡便で除去の手間がかからず，効率と効果の両面から，1日に何十人も診なければならない，われわれ一般開業医にとって非常に使いやすい薬剤である．FCは危険な薬剤という認識をもたれている先生もおられるようであるが，水酸化カルシウムや次亜塩素酸ナトリウムも用量，用法を間違えれば危険な薬剤であることに変わりはない．他の薬剤と同じように使用方法を適切に守っているため，これまでトラブルを経験したことはない．

いずれにせよ，根管貼薬は不可欠な処置であると考えるが，あくまでも機械的清掃の補完処置であり，薬効に対する過剰な期待は禁物である．

3つ目の理由として，根管拡大を行った当日は，根尖部に少なからず機械的刺激を加えることになり，はからずも削片を根尖孔外に押し出している可能性もある．さらに根管充填の操作により，歯根膜に圧が加わると歯根膜炎を誘発してしまうリスクが高くなる．そのため，最終拡大を行った日は根管充填を行わず，次回に送り，**根管充填当日にはファイリングしなくてもよいように仕上げておく**ことが肝要である．

4つ目の理由として，根管治療の不確実性があげられる．たとえマイクロスコープで根管内を覗いても，彎曲した根管の根尖部や根尖孔外のバイオフィルムまでは確認することができない．根管充填予定の回で，ファイルを試適したら排膿してきたなどということを，

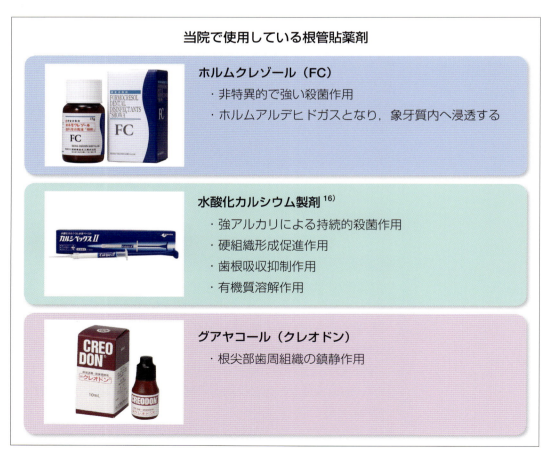

図10

ときに経験するのではないだろうか．きれいにできたと思っても，すべてが絵に書いた餅のように上手く運ばないのが臨床であり，みえない細菌を相手にしている根管治療の難しいところである．**最終拡大を終えた状態で，根管貼薬を行い，次回来院時の状態をみて根管充填できるかを判断する**ほうが安全である．

　根管内を洗浄，乾燥した後には綿栓で根管壁を拭きあげる操作も欠かせない（**図11**）．ペーパーポイントではなく，綿栓を使用するのはこの「拭く」という操作を重視しているからである．そのためには，適切な太さ（最終拡大ファイルと同じ太さ）の綿栓を使用することが前提となり，これは練習を積み重ねるしかない．また，貼薬も基本的に綿栓で行うが，マイクロリーケージを防止するための仮封材の厚みは4mm以上必要とされているため[18]，その厚みが確保できる長さに調整する必要がある．

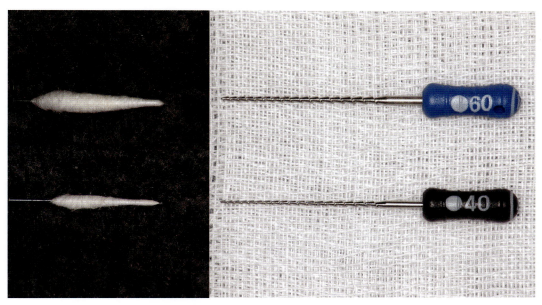

図11 拡大号数に応じた綿栓の太さを巻けるようにならなければ，根尖部を拭くことはできない．最初から拡大号数の太さに巻くのではなく，フワッと綿栓を巻いたブローチを根管内で回し，締まっていって拡大した太さになるイメージである．

下川先生至言集　エンドがうまくなりたいのなら，綿栓を自分で巻け！

　根管の拡大サイズと歯冠部残存歯質の高径により，貼薬などに使用する綿栓の太さと長さは，ほぼ自動的に決まる．手技的にはブローチに巻くワッテの採取量で決まるのだが，これは術者にしかわかりえないことである．アシスタントが「大体，これくらいの太さと長さならいいだろう」と考えて巻いた綿栓では確実な効果は得られないため，必ず自分で綿栓を巻くようにしている．

3. 根管充填

> 乾燥した白い削片が出てくることを最終拡大の目安にしている．根管充填の時期の決定には，アナログ的ではあるが綿栓の臭いを重要な手がかりとしている．根管長測定器を用いて，最終拡大ファイルが抵抗なく根尖部に到達することを確認する．EDTAと次亜塩素酸ナトリウムの交互洗浄に超音波洗浄を加え，乾燥，綿栓での拭き上げ後に，シーラーを根管内に満たしてGPを挿入する．根管充填の術式はシングルポイント法，使用しているシーラーはAH26である．

機械的清掃と化学的清掃により，根管内の起炎因子を減少させ，残存している微生物の量，および病原性が，根尖部の炎症を維持するには不十分な状態にすることで，根尖病変は縮小していく．いうまでもなく，ベースには宿主の強固な防御機構があり，その後押しをするのが，われわれの仕事である（図12）[14]．この理屈からすると，振り子が治癒に傾けば，根管充填を行わずともすでに治癒機転が起こっているのである（図13）．

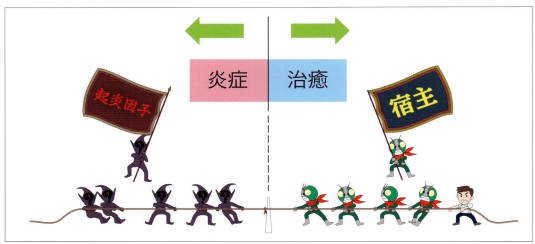

図12-a 宿主の生体防御機構と起炎因子はつねにせめぎあい，「治癒」と「炎症」に向かって綱引きをしている．起炎因子の力を弱め，生体が治癒に向かうよう加勢をするのが，われわれの仕事である．

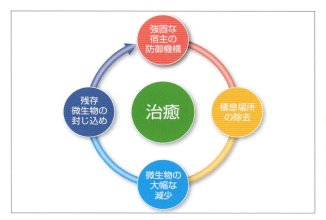

図12-b 宿主の防御機構がベースにあり，根管の清掃を行って病原性を減弱させることで，治癒機転は働き始める．完全な無菌化は不可能であるが，残存微生物を封じ込め，病原性を発揮させないようにすることも根管充填の目的の一つである．

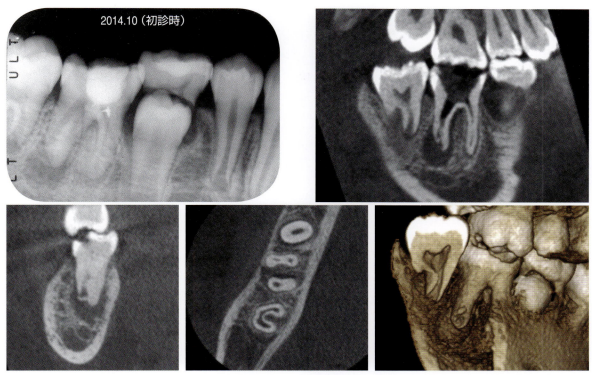

図 13-a 10歳，女性．6⏌の自発痛を主訴に来院．遠心根に明確な根尖病変を認めた．CT画像では遠心根根尖孔は著しく開大している．生活歯髄切断処置が行われたのであろうか，近心根根管は歯根中央部でいったん閉鎖し，根尖部で再び根管の走行を認める．

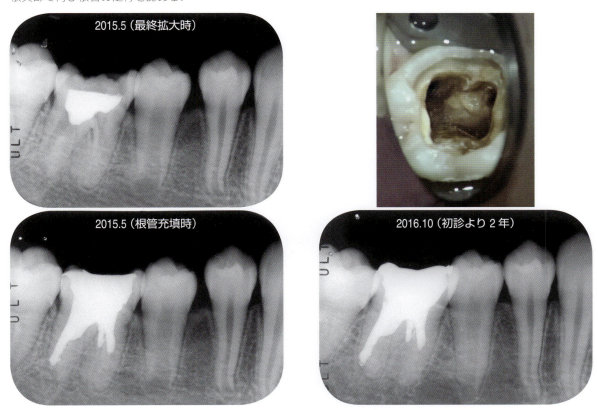

図 13-b 最終拡大時のデンタルエックス線写真では，根管充填前ではあるが，すでに生体の治癒機転が起こり，遠心根の透過像は縮小している．近心根は歯根中央部の閉鎖部までで拡大を終えている．

しかし，根管内に滲出液が貯留するスペースがあるかぎり，完全な炎症の消失ははかれない（図14）．また，長期間にわたる仮封の状態では，マイクロリーケージによる再感染という現象が起こる可能性も高い．そこで，**緊密な根管充填によって死腔をなくし，残存細菌が再び増殖して根尖病変を惹起しないよう封じ込める**ことが必要となる（図15）[19]．

1）根管充填の時期

感染根管では，種々の症状が消失していることはもちろんであり，教科書に準ずる（図16）．

最終拡大の目安は乾燥した白い削片が出てくることや，ファイルの付着物の色などで判断している（図17）．よく若い先生に「何番まで拡大すればよいのですか？」と質問されるが，患者さんの年齢や歯種，術前の病態により根管の大きさが異なるので，一概には答えられないが，#40以下のサイズで根管充填を行うことはほぼないとだけいえる[20]．

他に頼りとしているのは，綿栓の臭いである．非常にアナログ的であるが，機械化が進み，システマチックな拡大と根管充填を行えるようになった現在でも，相手は生体である．

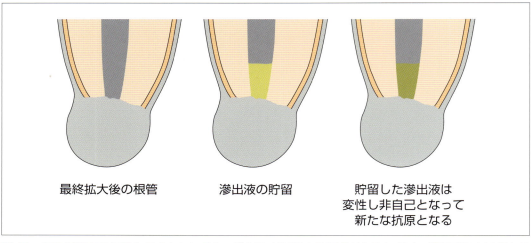

最終拡大後の根管　　滲出液の貯留　　貯留した滲出液は変性し非自己となって新たな抗原となる

図14　仮に根管内を無菌化できたとしても，滲出液が貯留する空間があるかぎり，細菌感染とは異なる新たな抗原となり，炎症は持続すると考えられる．

根管充填
root canal filling, root canal obturation

抜髄処置や感染根管処置における根管拡大・清掃や消毒により無菌化した根管に再感染や有害物質が侵入しないために，また口腔と根尖歯周組織の交通を遮断するために，生体親和性に優れた材料を用いて根管を緊密に封鎖し，生体に対し無害な状態にするために行う処置．

（歯内療法学専門用語集．医歯薬出版，2013より）

図15

根管充填の時期の判断に関しては，術者の経験と勘のようなアナログ的な要素が絶対に必要だと感じている．書籍や講演から得る知識も大事であるが，最終的には**たくさんの症例を通じて，自分なりの基準を見出す**ことである．

　前述した理由により，最終拡大当日には根管充填を行わず，根管貼薬後に仮封をして次回根管充填とする．そこからは可及的にすみやかに（できれば翌日）根管充填のアポイントをとりたいものである．

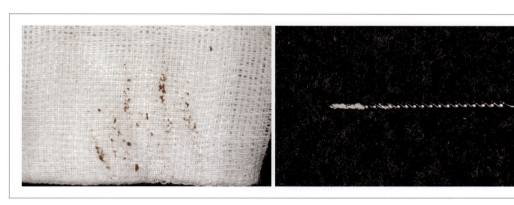

図 16

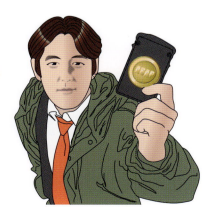

図 17　ファイルに付着した削片の色と臭いは根管拡大終了の大きな判断基準となる．ガーゼでファイルを拭き取り，付着物の性状をよく観察することも重要である．

最終拡大終了後はできるだけ早く根管充填を

Chapter 2 根管消毒&根管充填

コラム 根管治療中のテンポラリークラウン装着のメリット

　初診時に咬合痛を訴える患者さんに対しては，咬合調整を行ったり，補綴装置を除去することで咬合接触を排除することが原則である．そのため，根管治療中は咬合をさせていないことも多く，咬合痛が消失したかどうかを見極められない場合もある．最終補綴装置装着後に「かんだら痛い」といわれることほど嫌なことはない．
　それを回避するためにも，根管充填の時期が近づいたらテンポラリークラウンを装着し，咬合負荷を与えた後に判断することもある．前述したように根管拡大に際してもメリットが多々あるので，重複するがここでまとめておきたい（図1，症例1）．あくまでも，最終的に補綴装置を装着する予定の歯に対してであり，歯内療法の便宜性を優先し，すべての歯に対して行っているわけではないことをつけ加えておく（症例2）．

- 歯周病罹患歯ではフルーティングを行うことで，水平的歯周ポケットを減少させ，根形態を把握できる
- 前歯部では審美性を気にせず，思い切ってアクセスキャビティが形成できる
- 仮着セメントにより仮封効果を増強できる
- 根管充填前に咬合痛が消失しているか確認できる
- 隣在歯や対合歯の移動を防止できる
- 咬合関係を維持できる

図1

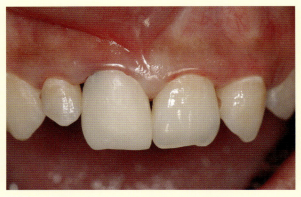
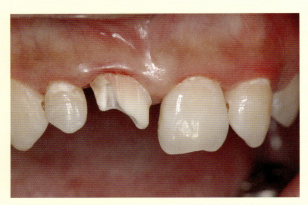

症例1　補綴予定歯や再治療歯では，根管治療中にテンポラリークラウンを装着することで，審美的な制約がない状態でアクセスキャビティの形成を行うことができるなど，メリットが多々ある．

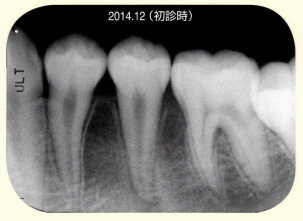
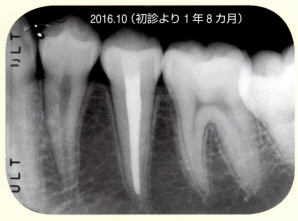

症例2　13歳，男性．「5 根尖部に中心結節の破折が原因と思われる透過像を認めた．歯根未完成歯と診断し，アペキシフィケーションを行った．歯冠部エナメル質を温存し，コンポジットレジン修復を行った．

2）根管充填のステップ

　現在，さまざまな根管充填法が提唱されている（図18）．これも根管貼薬と同じく，われわれ開業医にとっては，**できるかぎり簡便で結果がよいものであれば，どの方法でもよい**と思っている．著者が行っているのはシングルポイント法であるが，他の方法と封鎖性は変わらないという文献もあれば，そうでないという文献もあり（図19）[21～24]，EBMを謳って，自分に都合のよい文献だけを提示し，理論武装するつもりもない．

　この方法で良好な成績を収めていることが，自身のなかの揺るぎないevidenceであり，

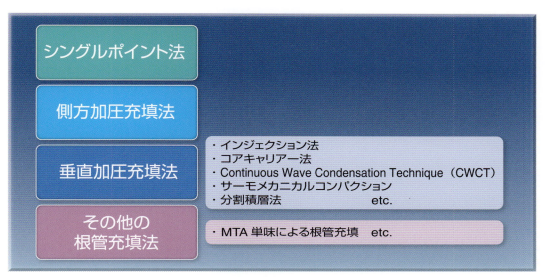

図18　現在，提唱されているさまざまな根管充填の術式．特に垂直加圧充填法の発展はめざましい．

「シングルポイント法と側方加圧充填法において品質の違いはない」
Gaur TK, et al. An innovative technique to assess the quality of root canal fillings using spiral computed tomography. *Endodontology*. 2013；**25**（2）：27-30.

「シングルポイント法とCWCTにおいて，品質の違いはない」
Angerame D, et al. Analysis of single point and continuous wave of condensation root filling techniques by micro-computed tomography. *Ann Ist Super Sanità*. 2012；**48**（1）：35-41.

「側方加圧充填法と垂直加圧充填法において，品質の違いはない」
Peng L, et al. Outcome of root canal obturation by warm gutta-percha versus cold lateral condensation：a meta-analysis. *J Endod*. 2007；**33**（2）：106-109.

「垂直加圧充填法のほうが側方加圧充填法，シングルポイント法と比較して，低い漏洩性を示した」
Pommel L, et al. *In vitro* apical leakage of system B compared with other filling techniques. *J Endod*. 2001；**27**（7）：449-451.

図19　根管充填の術式の違いによる臨床成績に関する論文はたくさんありすぎて，どの方法が優れているか結論は出せない．

Chapter 2　根管消毒&根管充填

臨床家である著者には，症例を通じて読者に判断を仰ぐしかない．シーラーは，象牙質に対する接着性と良好な機械的性質を重視し，レジン系シーラーのAH26を使用している（図20，21）[25,26]．現在，国内ではAH plusしか販売されていないため，個人輸入代理店を通じ購入している．

では，次に著者の根管充填のステップを紹介させていただく．

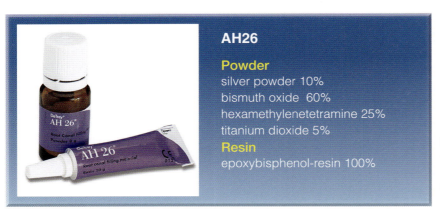

図20　著者が使用している根管用シーラー．エポキシ樹脂を主成分としたレジン系シーラーである．粉と液を練和するので，流動性の調節がしやすいのもメリットである．

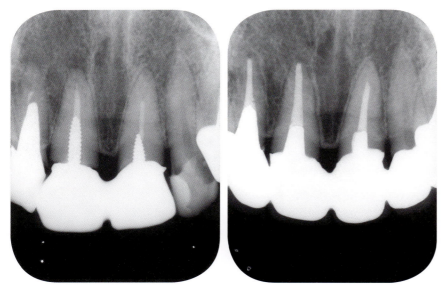

図21-a　2|1はAH26，|1は閉鎖根管で根尖病変を認めなかったため，AH Plusで根管充填を行った．エックス線造影性に関しては，差異がないように思える．

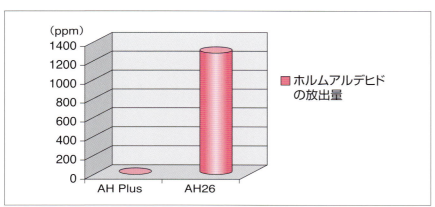

図21-b　AH26は硬化時にホルムアルデヒドを放出し，後継のAH Plusはそれをほぼ放出しない組成に改変されたそうだが，好みが分かれるところだろう[25,26]．

STEP1 　根管内の最終確認

1. 仮封を除去したら，綿栓の状態（色，臭い）を確認する（図22）.
2. 根尖部より排膿，滲出液がないことを確認する（図23）.
    上記1，2で問題があれば，その日は根管充填を見送り，再度根管拡大を行う.
3. 根管長測定器を用いて，最終拡大ファイルが抵抗なく根尖部に到達することを確認する．根尖まで穿通できていれば，根管長測定器はAPEXを示す（図24）．スムーズに到達しない場合には，根尖部に極力機械的刺激を与えないよう，最小限のファイリングを行う.

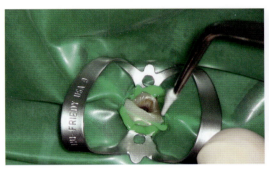
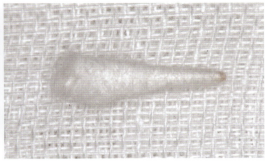

図22　根管内に貼薬していた綿栓の色と臭いを確認する．綿栓が汚れていたり，腐敗臭がするようであれば，原則的に再拡大となる.

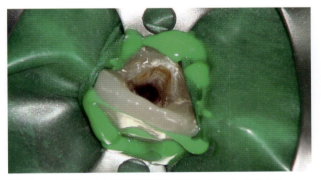

図23　根尖孔から排膿や滲出液がないことを確認する.

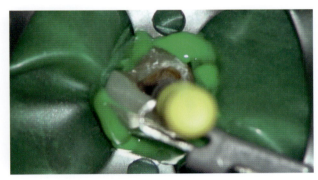

図24-a　最終拡大号数のファイルをそっと挿入し，抵抗なく根尖部に到達するかを確認する.

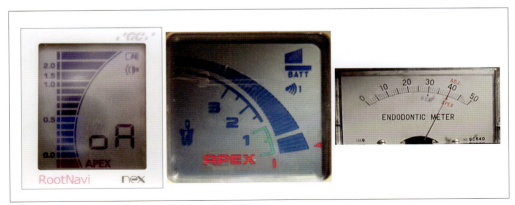

図24-b　ファイルが根尖孔に達しているか根管長測定器を用いて確認する．根尖病変を有する歯であれば，このとき目盛りはAPEXを示す.

Chapter 2　根管消毒&根管充填

STEP2　根管内洗浄

1. EDTAと次亜塩素酸ナトリウムの交互洗浄を行い，超音波用ファイルにて根管内洗浄を行う（図25）．
2. 根管内サクションにて乾燥させる（図26）．
　この時点でマイクロスコープを用いて根管内を確認すると，より精度の高いものとなる（図27）．
3. FCをごく少量貼付した綿栓で根管壁を拭き上げる（図28）．

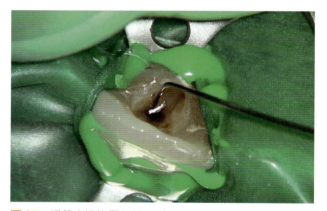

図25　根管内洗浄用シリンジにてEDTAと次亜塩素酸ナトリウムの交互洗浄を行う．

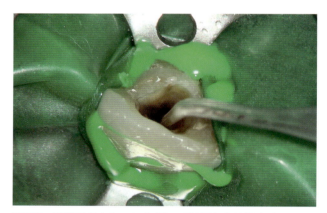

図26　根管内サクションを用いて根管内を乾燥させる．

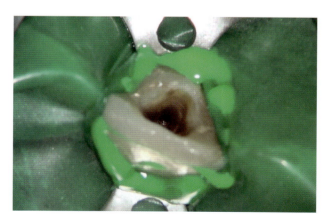

図27　できればマイクロスコープ下で，根管内の状態の最終確認を行う．この段階でも根尖孔周囲に一層debrisが残っていることもあり，根管治療の難しさを痛感させられることもある．

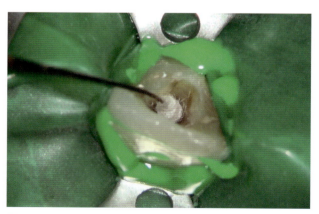

図28　根管充填前に行える最終貼薬である．貼薬に際しては，ごく少量のFCを綿栓の先端部にとり，十分に絞った状態で使用する．これは，このときにかぎったことではない．

STEP3 シーラーの挿入

1. シーラーを根管内に十分に満たす．このときレンツロを低速回転で使用し，根尖部までシーラーを流し込む（図 29）．この状態ではシーラーが根管壁に接触していない箇所も存在する可能性がある（図 30）．
2. マスターポイントを震わせながら，ゆっくりと挿入していく．この圧により気泡が抜け，シーラーが根管壁に接触するようになる．AH26 の封鎖性を考えると，シーラー単味でも十分であると考えるが，GP を使用するのは，上記の理由と，万が一再根管治療が必要となったときのファイルの道筋が必要となるからである（図 31）．
3. 根管口部に空間的余裕があるようであれば，アクセサリーポイントを挿入するが，側方加圧は行っていない（図 32）．
4. 根管口部で GP を切断し，熱したプラガーで垂直的に圧接する（図 33）．
5. 仮封を行う．

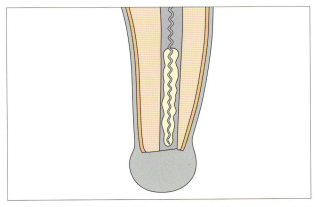

図 29-a　レンツロを根尖まで挿入し，わずかに引いたところで回転させる．レンツロをすぐに引き上げずに，数秒間同じ位置にとどめておく．

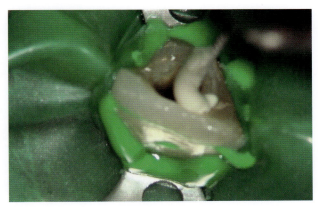

図 29-b　レンツロが根管壁全周に接触するように，コントラヘッドを回転させながら引き上げる．根管からレンツロを抜くまでフットペダルを踏んでおくことが，根管内に気泡を入れないコツである．

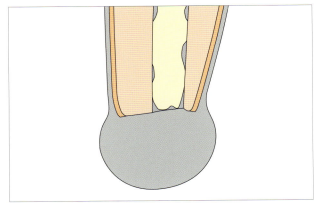

図 30-a　レンツロでシーラーを送り込んだだけでは，シーラーの表面張力により根管壁に触れていない部分（気泡）ができている可能性がある．

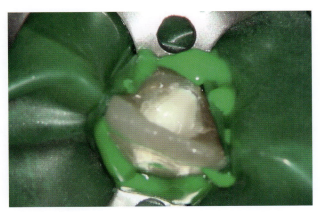

図 30-b　根管内全体がシーラーで満たされた状態．

Chapter 2 　根管消毒&根管充填

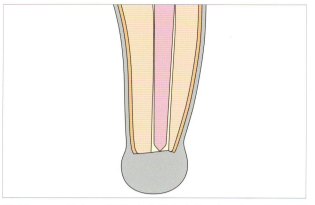

図31-a　マスターポイントを挿入することでシーラーを根管壁に密着させることができる．また，感染根管では底が抜けた状態になっているため，ごく少量のシーラーの溢出はやむをえないと考える．

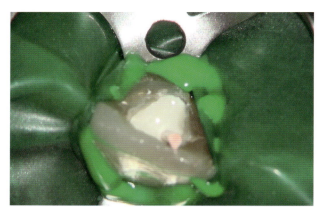

図31-b　マスターポイントをシーラーで満たした根管内に挿入した状態．

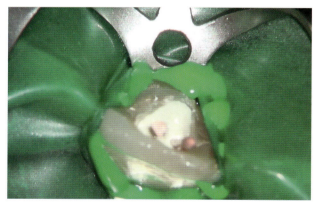

図32　根管口付近に空間的な余裕がある場合には，マスターポイントを焼き切った際に抜けない程度にアクセサリーポイントを数本挿入する．スプレッダーによる側方加圧は行っていない．

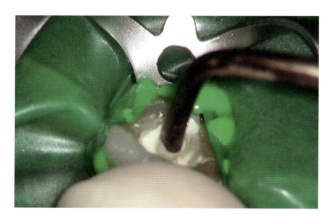

図33　GPを焼き切，熱したプラガーで垂直的に加圧し，パッキングする．

　この症例のデンタルエックス線写真を示す（図34）．
　近年では良好な封鎖性と高い生体親和性などの理由により，MTAを用いる根管充填法が普及してきた．しかし，薬機法上はあくまでも直接覆髄への応用に対する認可であり，根管充填に使用する際には，歯科医師の自己責任で行い，保険外治療となるため，患者さんには十分な説明を要する．
　MTAの効果に疑いを挟む余地はないが，根尖孔が開大しているようなケースに対して安易にMTAを選択するのは軽率であると考える．なぜなら，その患者さんが永久にその術者の医院に通う保証はどこにもないからである．マイクロスコープのない他院に行って，万が一再治療が必要となった場合には，MTAを除去できないという問題が生じ，これがその歯の命取りになりかねない．

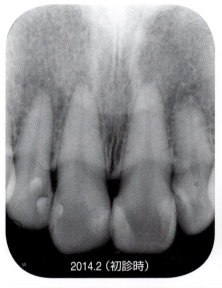
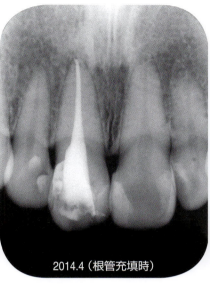
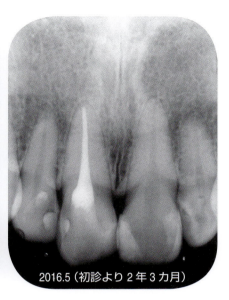

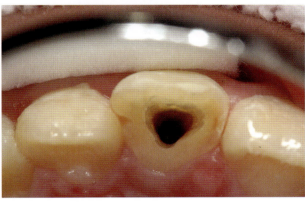

図 34-a 32歳，女性．1|の自発痛を主訴に来院．歯冠部にレジン充填と根尖部に透過像を認める．根管充填時には若干シーラーが溢出しているが，故意に溢出させているわけではない．根管充填より2年後のデンタルエックス線写真ではシーラーは吸収され，透過像は消失している．

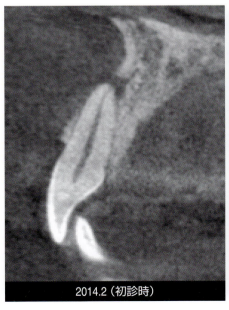
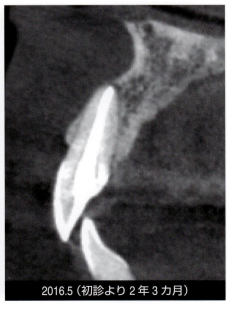

図 34-b アーチファクトの影響により，CT画像では不透過像が強調され大きく拡大されているようにみえるが，最終拡大号数は#50である．三次元的にも死腔がなく，緊密に根管充填がなされている．

69

Chapter 2　根管消毒＆根管充填

　歯内療法とは不確実な治療であり，できれば二の手，三の手が打てる状況をつくっておきたい．したがって，そのようなケースでも原則的に上記の根管充填法で行い，治癒傾向が認められないときにMTAを使用するようにしている（図35）．

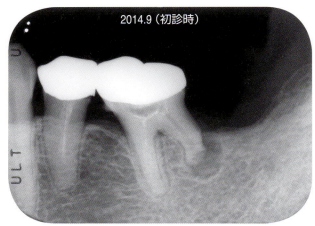
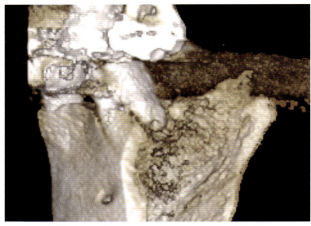
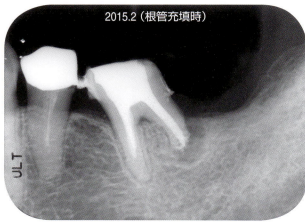
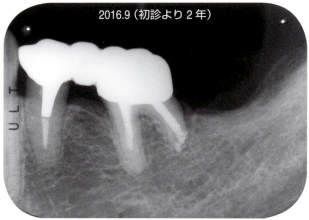

図35　63歳，女性．⌐6の違和感を主訴に来院．遠心根は根管充填がなされておらず，根尖孔は著しく開大している．このようなケースで安易にMTAを用いることは避けたいものである．再治療が必要となった際に，必ずしも自身の手で行える保証はないためである．「戦いとは，いつも二手三手先を考えて行うものだ」という，"赤い彗星"の異名で知られる少佐（後に大佐）の名言がある．

> **下川先生至言集**
>
> ### シーラーが販売中止になるよりも，チーフが寿退社することのほうが問題
>
> 　AH26の国内販売が終了すると知らされた際に，院長に今後どうされるのか尋ねたところ，「そんなことよりも，わが家のチーフが寿退社することのほうが，よっぽど俺にとっちゃー大事よ！」といわれていた．自院のことを"わが家"と表現されることからもわかるように，スタッフを家族のように大切にされている．下川歯科医院のスタッフは厳しさに耐えながらも長年にわたり勤める人が多いが，そのことをわかっているからかもしれない．人一倍厳しいが，スタッフ愛も人一倍である．

コラム　ガッタパーチャポイントの規格性

　開業当初，業者の方からある大手有名メーカーのGPを大量に貰った．下川歯科医院で使用していたジーシーのGPではなかったが，貧乏症とどのメーカーも同じだろうとたかをくくったことが仇となった．いくつかの症例で，はからずもオーバー根充となってしまうケースが相次いだ（**症例1**）．幸い大きなトラブルにはいたっていないが，GPを計測してみた．

　ISO規格では，製品により直径50μmのばらつきまで許容されるらしく，基準を満たした製品には間違いないが，ファイルひとサイズ分狂っているようでは，使い物にならない．ジーシーのGPを同様に計測してみると，驚くほど精密につくられていることがわかり，以来愛用している（**写真1，2**）．これも徹底的に師匠のまねをしなかったことの報いだと猛省している．

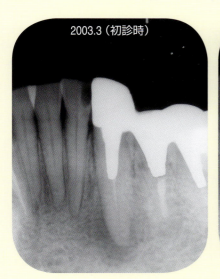
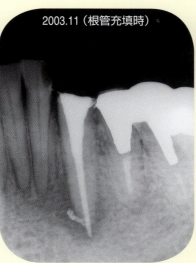
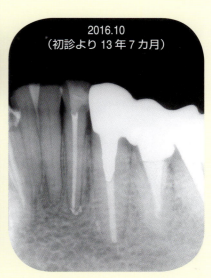

症例1　|3 に根管充填を行ったが，GPを突出させてしまっている．幸い，突出した部分は吸収され，根尖病変は消失している．

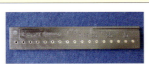
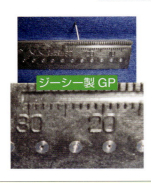
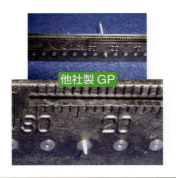
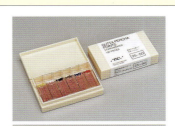
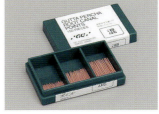

写真1　エンドゲージ（メルファー）でマスターポイントを計測したところ，他社製品のなかには，非常にばらつきが大きい場合もみられた．

写真2　ジーシーがGPの精度を特段に強調しないのが不思議なくらい，感動するほどの精度である．GPの精度が維持されるかぎり，ジーシーの製品を使い続けるだろう．

Chapter 2 　根管消毒&根管充填

Chapter 2　のポイント

- 機械的清掃の補完処置として<u>根管洗浄は必須</u>である．

- 有機質溶解作用をもつ次亜塩素酸ナトリウムとスメア層除去作用をもつ EDTA の交互洗浄を行う．

- 超音波用ファイルによる根管内洗浄も必須である．

- 感染根管処置では<u>あえて治療を複数回に分け，その間に根管貼薬</u>を行う．

- 根管貼薬や根管充填法に関しては，<u>簡便で結果が良好なもの</u>であれば，どの方法でもよい．

- 最終拡大や根管充填の時期に関しては，たくさんの症例を通じて，<u>自分なりの基準を見出す</u>．

下川先生 至言集　経基臨塾

　下川先生主宰のスタディグループで，先生のセミナーの受講生で構成されている．命名されたのは先生ご自身で，「経営」「基礎」「臨床」のそれぞれの頭文字をとっている．一般開業医にとって「経営」は屋台骨であり，これが成り立っていなくてはセミナーを受講したり，新たな設備投資を行うこともできない．家族やスタッフの生活の安定のためにも，自身の精神衛生上の観点からも最も重要な部分となる．

　また，われわれの仕事は大工仕事ではなく，生体を相手にしている仕事であるため，臨床家といえども「基礎」を絶対におろそかにしてはならない．開業医でありながら，ご自身の症例の病理組織標本を長年にわたりみてこられた取り組みは，それを物語っている．そして基礎を背景とした「臨床」のあくなき追究が重要であることはいうまでもない．これらは開業医としての基本姿勢であり，どれ1つ欠かせないものである．

Chapter 3

難症例へのアプローチ

感染根管処置のほとんどのケースは，前述したコンセプトと処置により治癒へ導くことができるが，なかには通法では治癒しない，いわゆる難症例といわれるものがある．このChapter では，難症例へのアプローチについて要点をまとめてみたい．

Chapter 3　難症例へのアプローチ

1. いわゆる難症例と考えられる要因

　いわゆる難症例といわれるケースのなかには，術前の診査・診断を誤り，感染根管処置の適応ではないものも多く含まれるものと考える．根管の形態は多岐多様にわたり，著者の能力では，1回の治療で複根管歯の起炎因子を完全に除去できるとは思っていない．それをふまえたうえで，生体の反応や根管内の状態をみながら歯内療法を行うわけであるが，改善が認められない場合は，診断の誤りや根管のプレパレーションを再度見直す必要がある．

　そのようなことに注意をして根管拡大を行っても，通法では症状が改善しない，あるいは病変が縮小しない症例に遭遇することがある．その原因として図1のようなことが考えられる．**根管治療で治癒しない症例に対して，延々と歯内療法を行っても，結果的に患者さんに迷惑をかける**ことになり，医院にとっても無駄な時間である．歯内療法によって治癒する可能性があるのか，また，理想的な根管形成を行える根管形態なのか，まずはそれを注意深く診査・診断しなければならない．

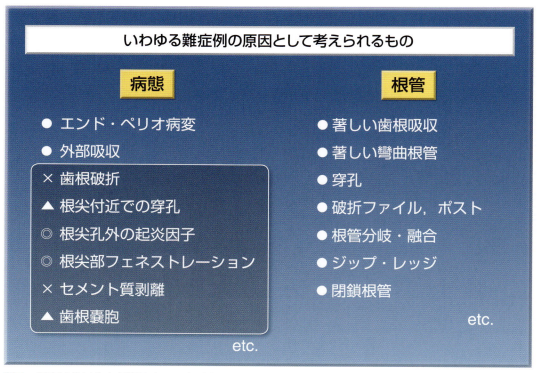

図1　◎印は絶対的な外科適応，△印はケースバイケース（非外科的対応もあり），×印は原則抜歯だが外科適応の場合もあり．

2. エンド・ペリオ病変

　エンド病変は，根管内起炎因子に対する炎症像であり，その実体は歯根膜の防御反応像である．それに対してペリオ病変は，汚染された歯根表面に，もはや回復可能な歯根膜は存在していない．いわゆるエンド・ペリオ病変といわれるものは，デンタルエックス線写真において，エンド病変とペリオ病変が融合したかのような透過像を呈し，透過像のどの部分までがエンド病変でどの部分までがペリオ病変なのか，その判別が非常に難しい（**図2**）[27,28]．

　そのためエンド・ペリオ病変では，まず**歯内療法から行い，根尖病変の縮小傾向を確認し，回復可能な歯根膜の範囲を見極める**必要がある．むやみにスケーラーを歯周ポケットに入れたり，早急な歯周外科で歯根面を搔爬すると，回復可能な歯根膜まで除去してしまう可能性があるからである（**図3，4**）．

　根尖性歯周組織炎の急性期においては，デンタルエックス線写真上，透過像が大きくみえることがあるが，病的な歯周ポケットが存在していなければ，通法どおりの歯内療法で治癒する．

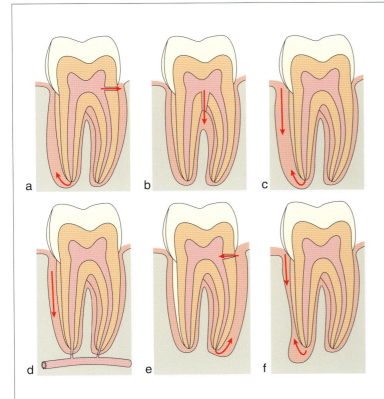

Simon の分類 [27,28]

a,b：Endodontic Lesions（エンド由来病変）
　エンド病変によって根尖ないし根管側枝から歯周靭帯を通した排膿経路がはっきりと現れる．その経路によっては根分岐部病変を引き起こすことがある

c：Primary Endodontic Lesion with Secondary Periodontic Involvement（エンド病変後にペリオ病変を併発）
　エンド病変によりaに示される感染経路が存在し，時間の経過とともに歯肉縁下の歯石沈着を伴う歯周ポケットが形成される

d：Periodontic Lesions（ペリオ由来病変）
　歯周炎が根尖部へ進行し，上行性歯髄炎を引き起こす．生活歯髄であることに注目

e：Primary Periodontic Lesion with Secondary Endodontic Involvement（ペリオ病変後にエンド病変を併発）
　最初にペリオ由来の歯周ポケットが生じ，これがやがて根管側枝を介して歯髄壊死を引き起こす

f："True" Combined Lesions（"真の"複合病変）
　個別のエンド病変とペリオ病変とが融合したもの

図2　エンド・ペリオ病変の代表的な分類であるSimonの分類．現在では，この他にも発展的な分類がある．訳文は中富研介先生（福岡県ご開業）のご厚意による．

Chapter 3　難症例へのアプローチ

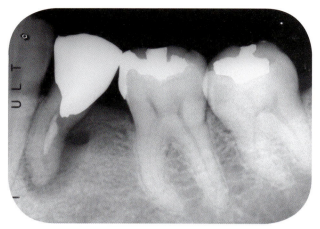

2015.3（初診時）

2	3	6
	4	
2	4	6

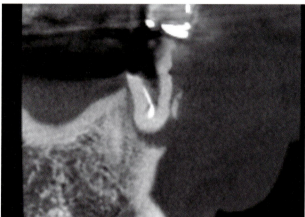

図 3-a　65 歳，男性．4̄ の動揺を主訴に来院．4̄ 根尖部より歯根全体を囲むように透過像を認める．根管は遠心に向かって彎曲している．遠心の歯周ポケットは根尖部まで達していないため，歯根破折の可能性も説明したうえで，根管治療を開始した．CT画像でも根尖から歯槽頂に連続する骨吸収像を認める．

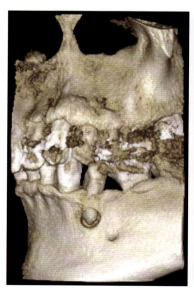
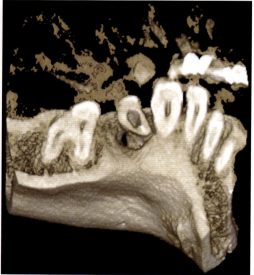

図 3-b　ボリュームレンダリング像を示す．4̄ 頰側の根尖部皮質骨は根尖病変によって吸収し，歯根がみえている．4̄ の遠心舌側には骨縁下欠損が存在し，根尖部とつながっているようにみえる．5̄ が先天性欠如していたためか，4̄ は捻転し，遠心舌側に傾斜していることも骨縁下欠損と無関係ではないと考える．

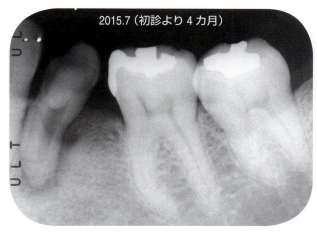
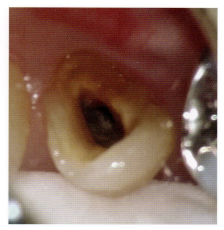

図 3-c マイクロスコープで根管内にクラックがないことを確認し，根管拡大を行った．透過像は若干縮小傾向にあるようにみえる．彎曲根管のため，マイクロスコープでも根尖孔は確認できない．そうなると，手指感覚が頼りとなる．

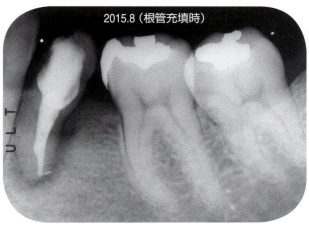
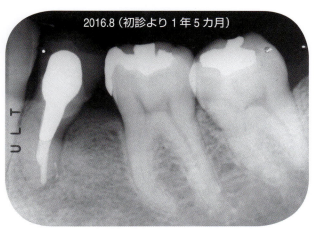

図 3-d 経過は短いが，根尖部の透過像は消失し，動揺は収束している．患者さんは大変喜ばれ，陶材焼付鋳造冠を希望されたが，「長くもつかどうかわからないので，保険適応で作りましょう」とCAD/CAM冠を勧めた．先日「大丈夫そうなので，そろそろ陶材焼付鋳造冠に換えましょうか？」と聞いてみたところ，「これでなんでも噛めているから，このままでいいよ」と悲しくもありがたい言葉を頂戴した．私もよくよく運のない男だ．

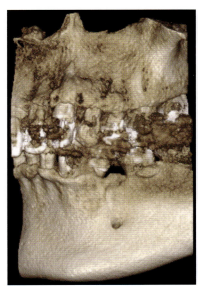
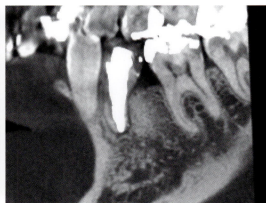
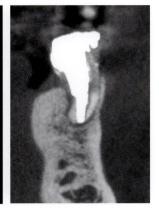

2	3	2
	4	
2	2	2

図 3-e ボリュームレンダリング像を示す．4̅ 頬側の根尖部皮質骨は回復している．根管治療中に自然挺出をはかったため，PPDも全周にわたって正常値となっている．歯周外科は行っていない．

Chapter 3　難症例へのアプローチ

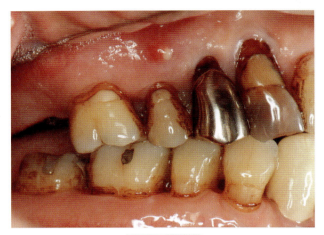
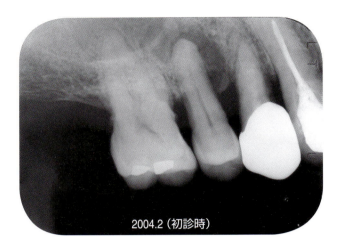

4	7	6
	5	
6	4	6

図 4-a　65 歳，男性．5」根尖部の腫脹を主訴に来院．歯髄電気診は（−）であった．PPD は近心から頰側にかけて深く，根尖病変と骨縁下欠損は連続しているようにみえる．

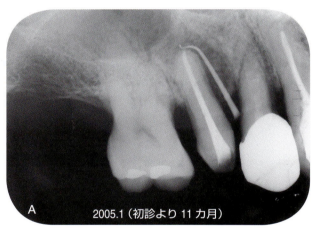
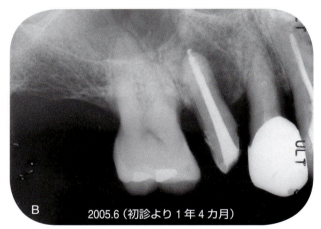

図 4-b　5」の感染根管治療を行った．根管充塡前は瘻孔（サイナストラクト）が消失していたが，根管充塡後しばらくして再び瘻孔を形成した（A）．そのため，再拡大・再根充を行った（B）．その後，4」の感染根管治療を行っている間に 5」の自然挺出をはかったが，改善は認められなかったため，歯周外科を行う予定とした．

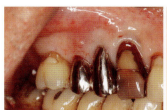
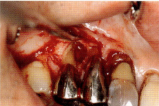
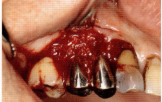
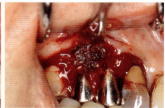

図 4-c　5 4」に連結冠のメタルテンポラリークラウンを装着し，再生療法を行った．5」近心は歯頸部から根尖にかけて著しい骨吸収を認めた．歯根面のデブライドメントと，不良肉芽の搔爬を行い，骨補塡材を塡入した．

78

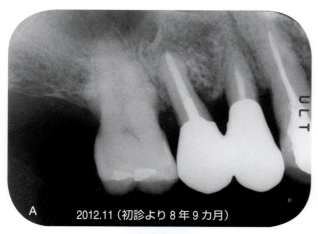
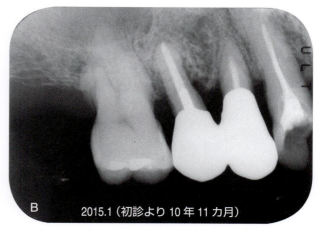

図4-d　その後，近心にやや深い歯周ポケットは残存していたが，特に問題を起こさずメインテナンスを継続していた（A）．初診より約11年経過した時点で，6┘の遠心頬側根が生活歯にもかかわらず，歯根破折を起こした（B）．6┘の遠心頬側咬頭は垂れ下がるようになっていることが初診時の口腔内写真からわかるが，この部位の咬合調整とメインテナンスでのチェックが甘かった．

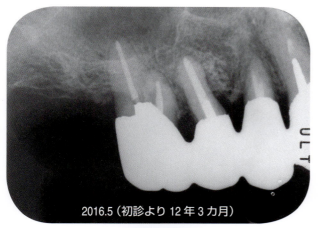
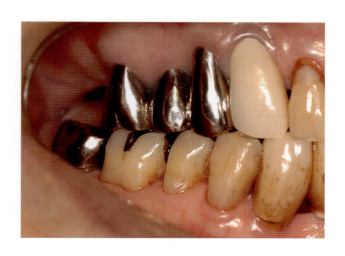

図4-e　6┘遠心頬側根のトライセクションを行い，6～3┘の連結冠を再製した．今後も歯周病のメインテナンスとともに咬合のチェックを行っていきたい．

　また，根尖病変と隣在歯の抜歯窩が交通している場合もある（図5）．このような場合も，まず歯内療法を先行し，根尖病変の治癒を一定期間待つ必要がある．

■エンド由来の根分岐部病変

　病的な歯周ポケットのない大臼歯部の失活歯において，根分岐部に透過像を呈し，根分岐部付近に瘻孔が認められる場合がある．一見ペリオ由来の根分岐部病変にみえても，根尖病変が存在する歯においては，感染根管処置を適切に行うだけで根分岐部の透過像が消失する場合がある（図6，Chapter 1 図42）．この場合もエンド・ペリオ病変と同様に，早急な歯根表面への処置は禁物である（図7）[29]．

79

Chapter 3　難症例へのアプローチ

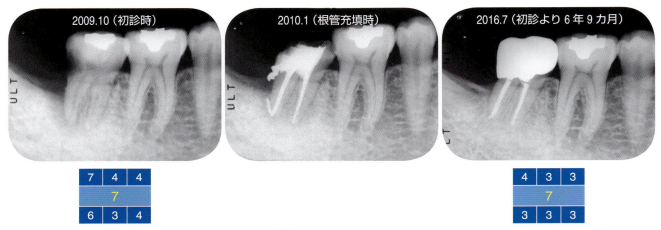

図5　50歳,男性. 7⏌の自発痛と動揺を主訴に来院. 8⏌は数年前に他院にて抜歯を行った既往があった. 歯髄電気診(−)であったため,根管治療を行うことにした. PPDは遠心舌側が7mmと深く,樋状根でなければ分割することも考えた.
　根管充填時,シーラーは交通した歯周ポケットに沿って溢出しているようにみえたため,「やっぱりダメか」と思ったが,歯の動揺は収束していった. モジュールでアップライトを行い,補綴装置を装着した. 現在,遠心歯槽頂線と歯槽硬線は直角とまではいかないが,歯周組織は良好な状態を保っている. 7⏌の根尖病変のために 8⏌の抜歯窩が治癒していなかった可能性が高い.

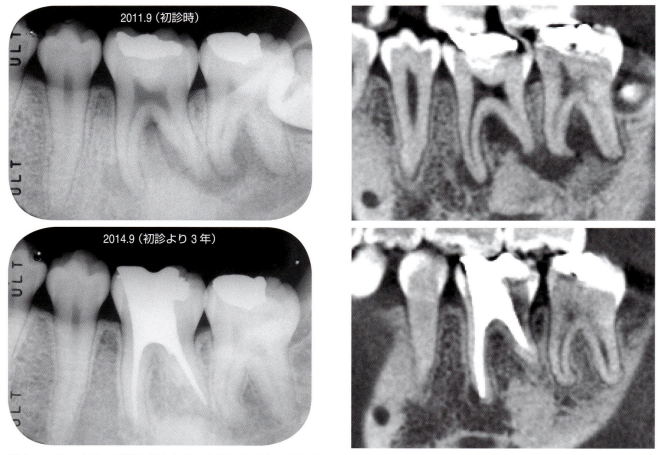

図6　17歳,女性. 下顎左側臼歯部の自発痛と咬合痛を主訴に来院. 1カ月ほど前に他院にて ⏋6 のインレー修復治療を受けていた. デンタルエックス線写真では ⏋6 遠心根と 7⏌ 近心根にまたがる透過像を認めた. CT画像では両歯ともに根分岐部に及ぶ骨吸収像が認められた. ⏋6 は歯髄電気診(−), 7⏌ は歯髄電気診(+)であったため, 7⏌ は ⏋6 の影響による擬似根尖病変であると診断した. 初診より3年経過時のCT画像では,両歯ともに根尖部透過像と根分岐部の透過像が消失している.

Simonの分類bに示されるように髄管からの根分岐部への排膿が原因とも考えられるが，故・山内 厚先生は論文のなかで"**咬合性外傷に罹患した歯が，ゆるんだ歯根膜を通じて分岐部に排膿する現象**"である可能性を示唆しており，臨床家の実感として非常に頷けるものである（**図8**）[30]．したがって，そういったケースでは，感染根管処置だけではなく，その歯はもちろん，1口腔単位で咬合状態を診査し，補綴装置の咬合面形態に十分な注意を払う必要がある（**図9**）．

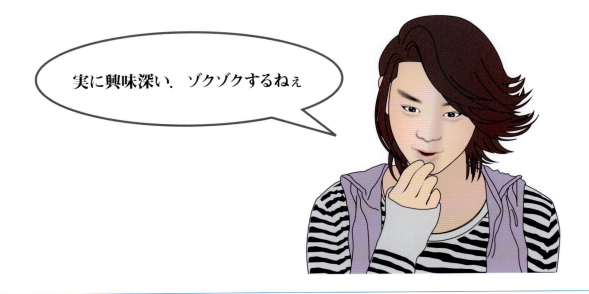

図7 根分岐部に歯根膜が生存している場合（①）には，歯槽骨の回復がみられるが，歯根膜が存在していない場合（②）ではみられない．術前に①と②のどちらの状態であるかを診断することはできず，歯内療法を行った後の結果から想像することになる．①であるにもかかわらず，SRPや歯周外科によって，不用意に健全歯根膜を損傷し，②の状態にしてしまうことは絶対に避けなければならない．図は下地 勲先生（東京都ご開業）のご厚意により文献29から転載．

図8 エンド由来の根分岐部病変が存在する歯では，特にこのことに留意しながら補綴装置の選択，連結範囲の決定，対合歯の咬合面形態の修正などを行わなければならない．

実に興味深い．ゾクゾクするねぇ

Chapter 3 難症例へのアプローチ

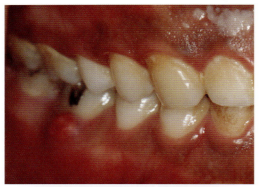
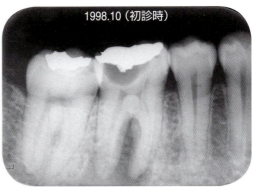
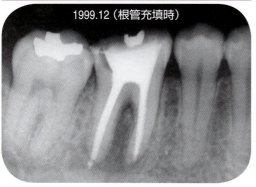
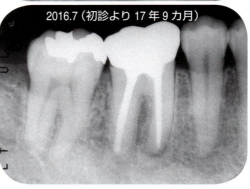

図 9-a　32歳，男性．6⏌根分岐部の腫脹を主訴に来院．⏌3の強いファセットからパラファンクションを疑える．デンタルエックス線写真ではエナメル突起の存在も考えられたが，まずは根管治療を開始し，瘻孔の消失を認めた．当時卒後3年目の著者は，彎曲した狭窄根管である近心根を追従しきれておらず，危うくストリップパーフォレーションを起こしかけている．現在，近心根根尖部に若干の透過像を認めるが，根分岐部の歯周組織はPPDも含め正常である．歯周外科は行っていない．

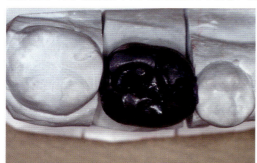
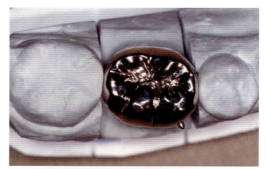
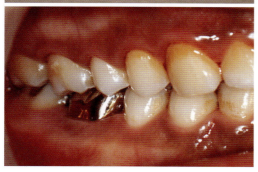
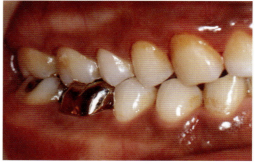

図 9-b　補綴装置製作にあたっては，咬合性外傷を与えないよう配慮した．咬合面を軟化させたワックスパターンを装着し，対合歯の機能的な運動路を印記した．印記された咬頭の傾斜を強くすることなく，歯科技工士に裂溝を形成してもらった．補綴装置装着時の咬頭嵌合位と右作業側偏心位の咬合状態を示す．⏌3が咬耗しているため，グループファンクションとしている．6⏌の遠心頬側咬頭はもう少し咬合調整したほうがよかったと反省している．

3. 外部吸収

　外部吸収は，破歯細胞により，歯の表面を起点としてセメント質，象牙質が吸収されるもので（図10）[19]，根尖病変を有する歯のほとんどの歯根が吸収していることは，『診断・治療コンセプト編』で述べたとおりである．この現象は**炎症性歯根吸収**に分類され，病的な外部吸収としては最も臨床的に頻度の高いものであるが，歯内療法により炎症が消退すれば，歯根吸収は停止すると考えてよいだろう．

　一方，外傷で脱臼した歯や移植・再植歯にみられる**置換性歯根吸収**もよく知られる外部吸収であり，置換した部位はアンキローシスを起こし，最終的に歯根全体が骨に置換されることもある．外傷性脱臼歯では30分以上乾燥状態が続くと臨床成績が急激に落ちるとされており[31]，機械的損傷も含め歯根膜が受けたダメージによるところが大きいと考えられる（図11）．

　原因不明とされる**突発性歯根吸収**は歯根側面より起こることが多く，進行すると歯髄腔と外界が交通し，生活歯では歯髄炎ひいては根尖性歯周組織炎を惹起することがある．矯正治療を受けた既往のある患者さんや，パラファンクションのある患者さんに多くみられるため，歯に加わる過度の力と相関関係があるといわれている．

　突発性歯根吸収に分類される**侵襲性歯頸部吸収**のケースでは，部分的にアンキローシスを呈している場合が多く，厳密な仮封は不可能である．加えて同じ理由により，補綴装置の適合精度が悪くなるため，その予後に不安が残ることが多い．また，貼薬は歯根吸収抑制作用に期待し，水酸化カルシウム製剤を使用している．根管充填は通法どおりAH26とGPによるシングルポイント法で行っていたが，最近ではアンキローシス部にのみMTAを併用することもある（図12）．

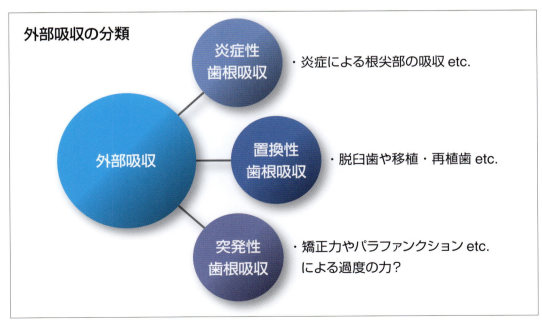

図10 文献19を基に作成．

Chapter 3　難症例へのアプローチ

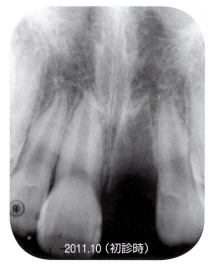
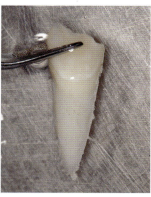
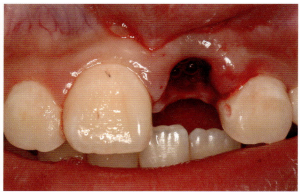

図 11-a　11歳，男性．停車中の車と自転車が接触，転倒し，|1 が完全脱臼して来院．歯冠部も破折していた．脱臼歯を牛乳に入れた状態で持参することを指示したが，すでに受傷して2時間が経過していた．脱臼歯を整復し，スーパーボンド（サンメディカル）にて暫間固定を行った．

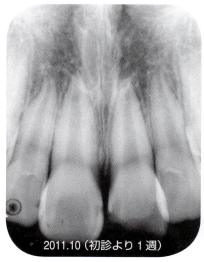
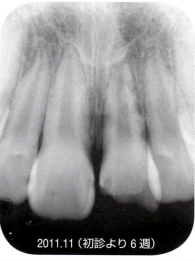
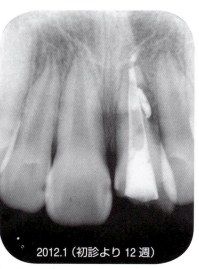

図 11-b　再植より6週後，すでに置換性歯根吸収が始まっており，歯内療法を開始した．開始のタイミングが少し遅かったかもしれない．外部吸収を抑制する効果に期待して水酸化カルシウム製剤を貼薬した．

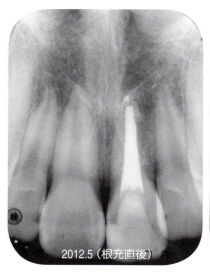
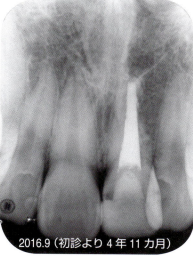
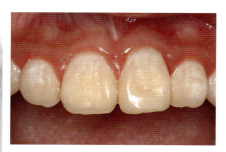

図 11-c　現在，症状はないが，やはり根管充填時に比較して外部吸収は緩やかに進行している．1|1 の切端の段差が生じてきており，典型的なアンキローシスの所見である．初診時，受傷してから時間が経っていたため，一刻も早く歯槽窩に戻したいという意識ばかりが働いた．その際に口腔外で抜髄処置を行い，歯髄成分を除去していれば，違った結果になったかもしれない．

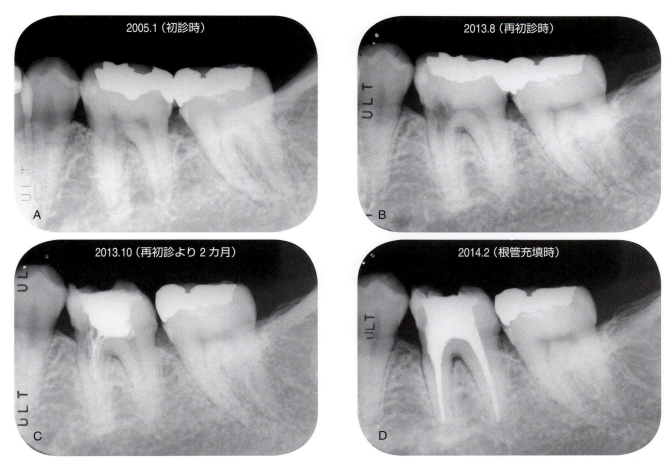

図 12-a 31歳，女性．初診時のスクリーニングでのデンタルエックス線写真（A）では，|6 に異常像を認めなかった．結婚・出産を経て，約8年ぶりに |6 の咬合痛を主訴に再来院．近心の歯肉縁下歯頸部より外部吸収が起こり，歯髄腔にまで到達していた（B）．外部吸収抑制効果への期待と根管内造影を兼ねて，水酸化カルシウム製剤を貼薬した（C）．症状が消失したため，通法により根管充填を行った（D）．

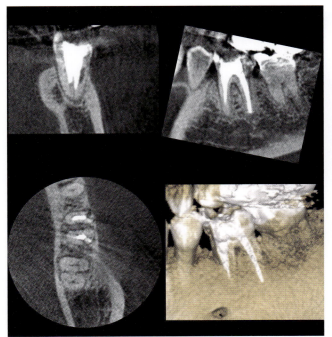

図 12-b 根管充填後のCT画像．|6 近心頰側根管は歯肉縁下直下で歯根膜腔と交通している．当時はまだマイクロスコープを導入しておらず，その部位にMTAは用いていない．

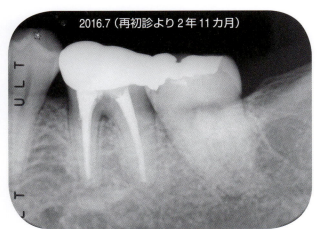

図 12-c まだ経過が短いが，現在のところ外部吸収は停止し，歯を含め歯周組織も安定しているようにみえる．この患者さんはクレンチャーで，歯に加わる過剰な力が関係している可能性がある．

Chapter 3 難症例へのアプローチ

4. 著しい歯根吸収

　前述した炎症性歯根吸収によって，**根尖病変を有する歯の根尖部は吸収し，生理学的根尖孔は存在していない**ことが多い．また，**その吸収量が大きいほど，根尖孔は大きくなる**（図 13）．著しい歯根吸収が認められる歯においては，吸収の仕方も不規則となり，通法では治癒しないことがある（図 14, 15）[30]．

　図 16 のケースでは，すでに└6 の近心頬側根にオーバー根充がなされ，上顎洞底に及ぶ根尖病変が認められた．原因根と診断した近心頬側根から処置を行ったが，急性症状が緩解したところで来院が途絶え，再来院されたのは 1 年半後であった．GP を除去して拡大サイズを上げていったが，根管内からの排膿は止まらず，瘻孔も消失しなかった．滲出液の抑制効果を期待して，水酸化カルシウム製剤を貼薬してみたが，これも効果はなかった．

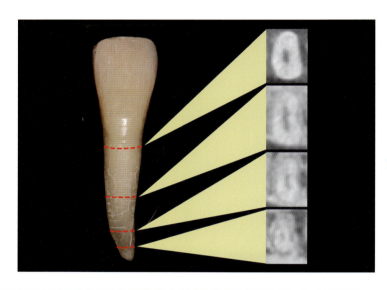

図 13　根尖部における根管の水平断面はほぼ円形に近く，歯冠側にいくほど楕円形やひょうたん型などのフォルムが強くなる．すなわち歯根の吸収量が大きいほど，根尖孔が円形ではなくなり，大きくなっていくということである．

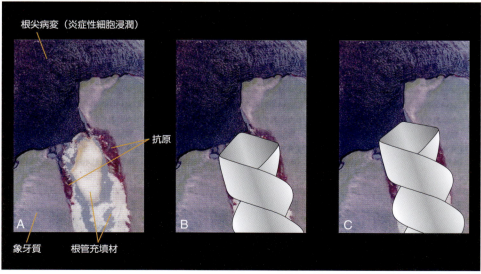

図 14　根尖病変を有する歯にみられる歯根吸収では，根尖部が水平的に吸収していくとはかぎらず，イレギュラーに吸収することもある．その場合，根尖孔根管壁に段差を生じることになる（A）．このようなケースで，根尖部にファイルを進めていくと，（B）の位置で根管長測定器の目盛りは APEX を示す．しかし，実際にはファイルの尖った先端が歯根膜に触れているだけであり，抗原は残存している．（C）の位置までファイルを進めてファイリングを行うことで，初めて抗原を除去できるようになる．根管長測定器の目盛りは APEX を超える．下川公一先生の図[30]を基に作成．

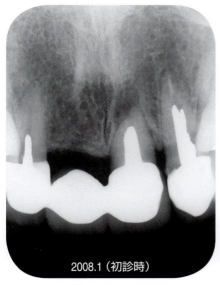
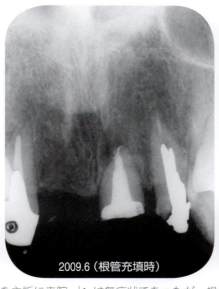
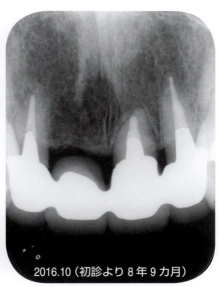

2008.1（初診時）　　　2009.6（根管充填時）　　　2016.10（初診より8年9カ月）

図 15-a　48歳，女性．前歯部の審美障害を主訴に来院．|1 は無症状であったが，根尖病変を認める．|2 と同等以上の歯根長であったことを考えると，著しく歯根は吸収している．歯根端切除術などの既往はない．また吸収の仕方はイレギュラーで，図14（A）のような状態になっていることが予想された．作業長はAPEXを超える位置に設定した．遠心根管壁にファイルを接触させることを意識して三次元的に拡大し，根管充填を行った．8年後，根尖病変は消失している．

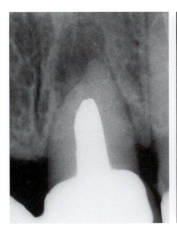
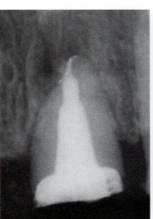
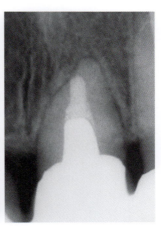

図 15-b　根尖部をクローズアップしてみると，シーラーが根尖部の遠心根管壁に沿ってわずかに溢出しているため，この部分にファイルを接触できたと思われる．術前の歯根形態からすると，理想的な経過となっている．

　ここで抜去歯を提示するが，上顎第一大臼歯近心頬側根の根尖孔に注目していただきたい．根尖が歯根吸収を起こしていない場合，根尖孔は点状に開口している．しかし，根尖部の歯根吸収が進行すると根管は圧平された形態のため，歯根膜と接触する部位は点状から線状へと変化していく（**図 16-b**）．このような場合，根管長測定器でAPEXを示す位置までファイルを挿入し拡大したとしても，ファイルはそこから斜め上方部分を拡大していくだけで，**図 16-c** のような拡大となり，起炎因子が残存してしまう．

　歯根膜と線状に接する根尖部の起炎因子を完全に除去するには，**ごくわずかにオーバーインスツルメンテーションさせながら，"のこを引く"ように水平的に拡大しないかぎり不可能である**（**図 16-d**）．フィンのようになった部位を残したまま，前医が根管充填している部分をいくら大きく拡大しても，起炎因子は除去できず，歯質の脆弱化を招くだけである（**図 16-c**）．

87

Chapter 3　難症例へのアプローチ

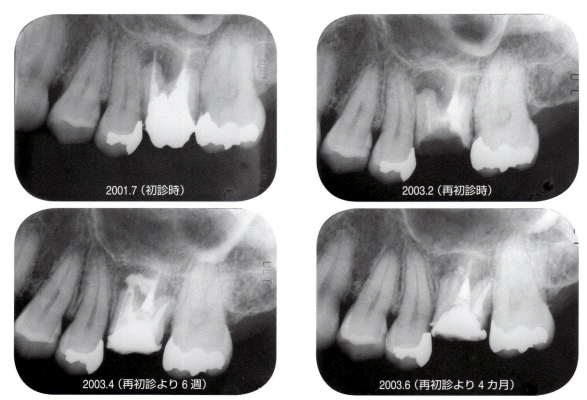

図 16-a　27歳，女性．数年前に他院にて感染根管処置を受けたという6⏌の腫脹を主訴に来院．著者が代診のときであった．6⏌の近心頬側根にはGPが突出しており，上顎洞底に及ぶ根尖病変が認められた．7⏌と同等以上の歯根長であったことを考えると，歯根は著しく吸収している．治療中断を経て，著者が開業した後に再来院されたときには，透過像に変化はなかった．水酸化カルシウム製剤の薬効に期待するも，瘻孔は消失しなかった．

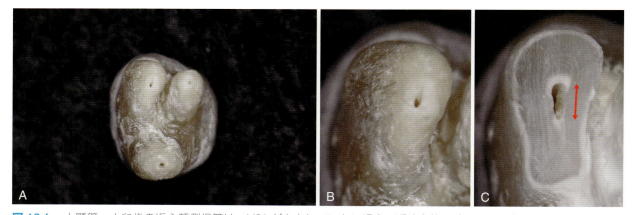

図 16-b　上顎第一大臼歯の近心頬側根管は，MB2が存在していない場合，近遠心的に強く圧平された形態であることが多い（A）．歯根が吸収していない場合は，根尖孔は点状に開口している（B）．歯根が吸収すると，根管が開口する形態は円形から楕円形に変化していく（C）．

　このケースでは小さいサイズのHファイルに回帰し，あえて，オーバーインスツルメンテーションをしながら，水平的拡大に重点を置いて再拡大を行った．近遠心的に強く圧平された近心頬側根と相似形になるように最終拡大のイメージをもって拡大を行ったところ，症状は消失し，現在も経過は良好である．

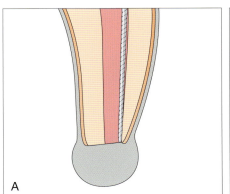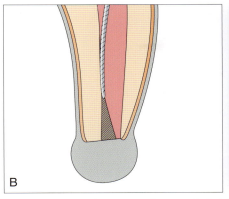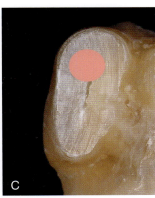

図 16-c 根尖孔が点状ではなく楕円形に開口しているため，断面でみると APEX を示す位置が連なって存在していることになる（A）．APEX を示すある 1 点からファイルをかき上げていっても，真横には拡大できないため，斜線部分の起炎因子を除去できないことになる（B）．そのような状態で拡大号数をいくら上げても，歯質を脆弱化させるだけで，フィンのような形態になった肝心な部分を拡大できない（C）．

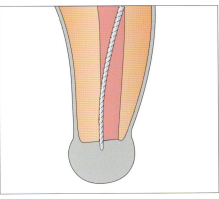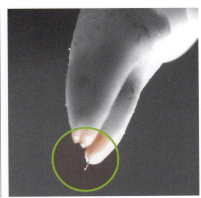

図 16-d 歯根膜と線状に接する起炎因子を除去するには，ごくわずかにオーバーインスツルメンテーションさせながら，「のこを引く」しか方法はない．つねにオーバーインスツルメンテーションをしているわけではないことを強調しておきたい．

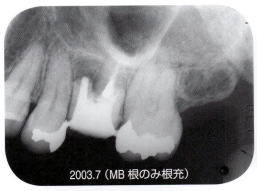
2003.7（MB 根のみ根充）

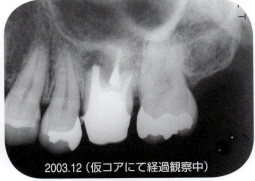
2003.12（仮コアにて経過観察中）

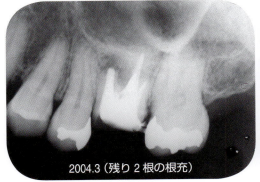
2004.3（残り 2 根の根充）

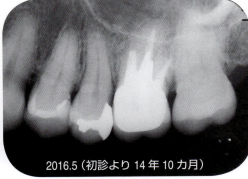
2016.5（初診より 14 年 10 カ月）

図 16-e そのような拡大を行うことで瘻孔が消失し，近心頬側根の根管充填を行った．仮のメタルコアを装着し，テンポラリークラウンで咬合負荷を与え，機能的にも問題ないこととデンタルエックス線写真で治癒傾向を確認した．残りの 2 根管の根管充填を行い，補綴装置を装着した．現在，⌊6 の根尖病変は消失し，術前に不規則であった上顎洞底線は回復している．

Chapter 3 難症例へのアプローチ

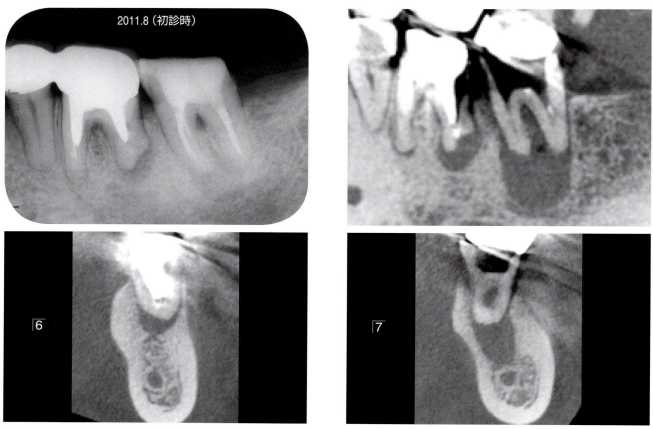

図 17-a　42歳，男性．下顎左側大臼歯部の拍動性の自発痛と咬合痛を主訴に来院．デンタルエックス線写真では┌6 遠心根に明瞭な透過像と著しい歯根吸収を認めた．打診は┌7 のほうが強く，半信半疑で GP を除去したところ，痛みがやわらいだ．その後 CT 画像で確認すると，┌7 にはデンタルエックス線写真では想像できない根尖病変が存在した．

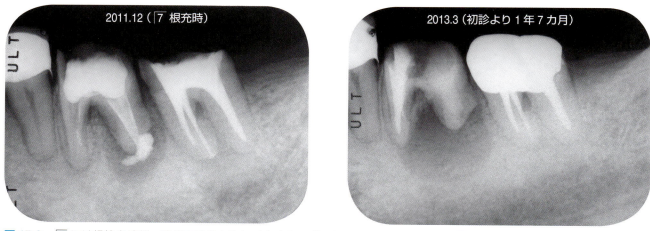

図 17-b　┌7 には根管充填後，咬合支持のためにメタルテンポラリークラウンを装着し，┌6 の根管治療を進めた．遠心根は歯根吸収が進んでおり，根尖孔が開大していた．滲出液がなかなか止まらず，ある程度落ち着いた段階で水酸化カルシウム製剤の貼薬を行った．しかし，根尖病変は縮小するどころか，逆に根分岐部付近まで透過像が広がっていった．仮封を外すたびに滲出液が湧き上がってくる状態がしばらく続いた．

　　　　ここ数年はインスツルメントが進化し，より効果的な拡大を行うことができるようになってきた．Chapter 1 で紹介した GP リムーバースピアーと，OK マイクロエキスカがそれである．今では難症例の根管清掃にこの 2 つは欠かせないが，マイクロスコープを導入

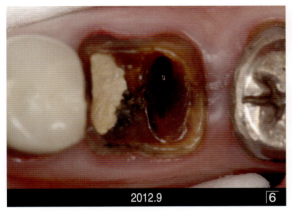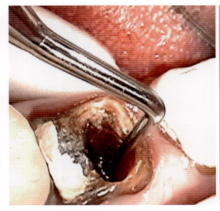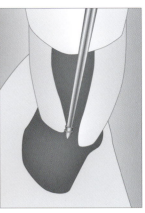

図17-c 遠心根は歯根破折を起こしている可能性が高いと判断し、借りていたマイクロスコープで根管内を確認したが、クラックはみつからなかった。GPリムーバースピアーとOKマイクロエキスカを用い、根尖孔外のバイオフィルムを除去するイメージでオーバーインスツルメンテーションを行った。近心根は無関係であると診断し、先行して根管充填を行っている。

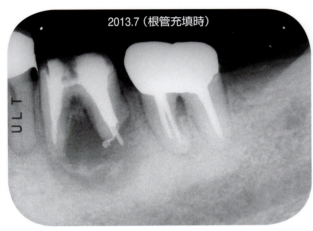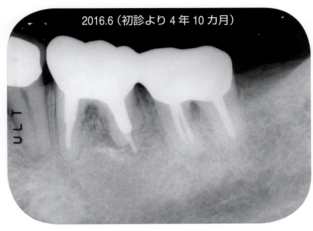

図17-d その結果、やっとのことで滲出液が止まり、根管充填を行った。根尖孔が大きく開大していたため、GPを突出させてしまったが、緊密な根管充填を行うことのほうに重点を置いた。最終補綴装置は|6 7 の連結冠とした。現在、|6 遠心根に若干透過像が残っているが、症状はまったくない。

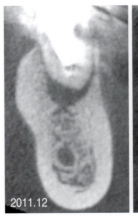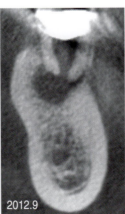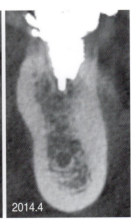

図17-e |6 遠心根のCT画像を示す。根管充填後9カ月の時点で、すでに遠心根周囲の透過像はほぼ消失している。

する前から使用しており、その効果を実感していた（**図17**）。

ただし、**最初からオーバーインスツルメンテーションを試みることはなく、あくまでも通法で症状の改善が認められない場合のみである**ことを強調しておきたい。

Chapter 3 難症例へのアプローチ

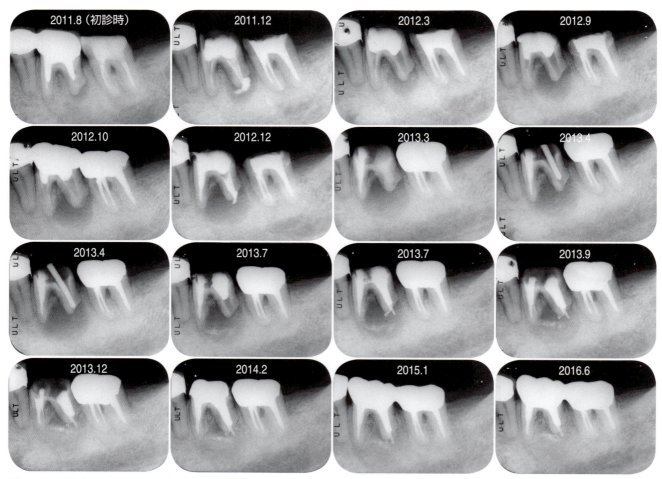

図 17-f 初診時から現在までの経過を示す．7 はCT画像で6 の倍近い透過像を呈していたが，難なく症状は改善した．この時点では，6 でここまで苦労するとは予想していなかった．病変が大きくなるとともに患者さんの不信感も大きくなっていった．途中，著者自身，万策尽きた感があり，良好だった人間関係が危うくなった時期もあった．遠方から根気強く通ってくださった患者さんにも感謝している．患者さんと術者の"保存への情熱"が実を結んだ記憶に残る症例である．

下川先生 至言集　患者さんにいわれる前に気づけ！

　経過観察のなかで，患者さんから訴えがあって初めて，その病態に気づくことがある．それでは，プロとして，かかりつけ歯科医として失格である．特に長期メインテナンス中の患者さんでは，何が起ころうとも"すべてこちらの想定内"という態度で接することができるようにしておきたいものである．そのために，いち早く異常をみつけ出し，迅速な対応をしたり，将来起こりうるトラブルに備えることも，経過観察の意義の一つである．

コラム　MTA系セメント

　以前は，穿孔部の封鎖や逆根充にスーパーボンドのラジオペークを用いることが多かった．スーパーボンドの優れた接着性に疑いを挟む余地はないが，穿孔部や根切時の窩洞部を完全な乾燥状態にすることは難しく，水硬性のMTAを使用するようになった．意図的再植時の逆根充や歯根破折歯の接着にはスーパーボンドを使用している（**写真1，2**）．MTAは薬機法上あくまでも直接覆髄材として認められているものがほとんどであり，その他の用途に用いる場合には歯科医師の自己責任で行わなければならない．

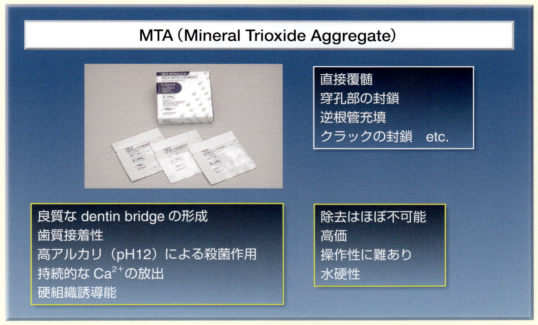

写真1　現在，国内では数社からMTA系セメントが発売されているが，著者はNEX MTA（ジーシー）を使用している．MTAのもつ性質，その適応症として上記のことがあげられる．

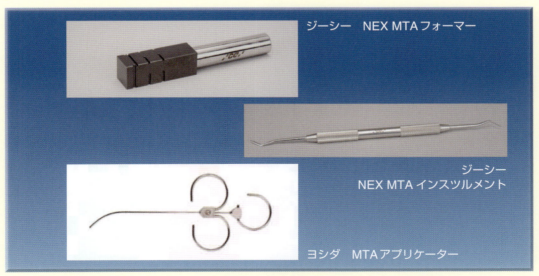

写真2　著者がMTA充填時に使用している器具．他のセメントと比較して，適切な混水比を遵守しても操作性が悪い感は否めない．これらの器具を使用することで，目的の部位に運びやすくなる．

Chapter 3　難症例へのアプローチ

5. 著しい彎曲根管

　ひと口に彎曲根管といっても，多かれ少なかれ根管は彎曲しており，その難易度はさまざまである．歯根全体が緩やかに彎曲している歯の根管は，難しそうにみえても，さほどではないことが多い．前述した概念で，ファイルにテンションがかからないようなアクセスキャビティを形成したいところであるが，彎曲根管では歯質が薄くなりすぎる部位ができるため，思いどおりにならないことも多い．そのため，**彎曲根管においては，根管を可及的に直線化する**（図18）．

　彎曲度が強いと，ファイル破折のリスクが上がるだけではなく，ジップやレッジを形成してしまうリスクも上がってしまうため，少なくとも彎曲部上方は直線的になっていることが望ましい（Chapter 1 図21）．エンジンリーマーで歯質を削除しすぎないよう，十分注意をしながら根管形成を行う（図19）．あとは，従来どおりの考え方でプレカーブを付与し，Hファイルを主体に拡大を行っている．Kファイルで乱暴な操作を行うことは，上記トラブルにつながりかねないため，慎むべきである．

　彎曲根管でやはり難しいのは，根尖部で直角に近いような彎曲を呈する歯である．そのようなケースでは，マイクロスコープでも肝心の根尖孔がみえないこともあり，最初のネゴシエーションを乱暴にしてしまうと，レッジをつくってしまったり，ファイル破折を招く危険性があるため，繊細な手技が要求される．著者は基本的にステンレススチール製の手用ファイルを使用しているが，根尖部で著しく彎曲が認められるケースでは，Ni-Tiファイルを併用している．

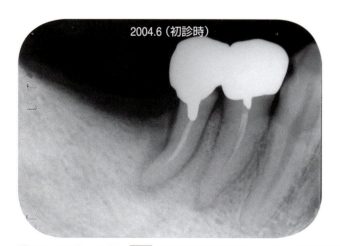 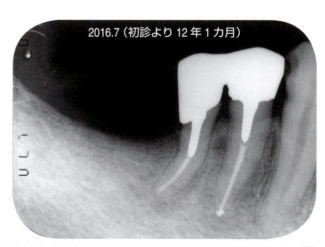

図18　73歳，男性．5|4に自覚症状はなかったが，部分床義歯の鉤歯となるため，補綴装置の再製と根管治療を行った．5|は根管全体が緩やかな彎曲根管であった．歯根中央部より歯冠側の根管を直線化し，プレカーブを付与してファイリングを行った．理想的な拡大ができている．

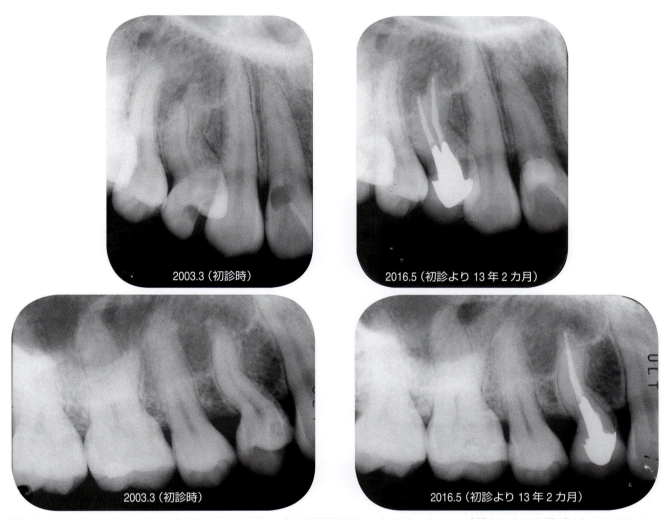

図 19-a 23歳，女性．4⏐の自発痛を主訴に来院．4⏐は歯髄電気診（−）であった．4 3⏐間を中心に位置づけたデンタルエックス線写真では，4⏐は2根管性で根管全体が緩やかなS字を描いている．ある程度直線化をはかるイメージをもって拡大を行った．理想的な根管拡大ができている．

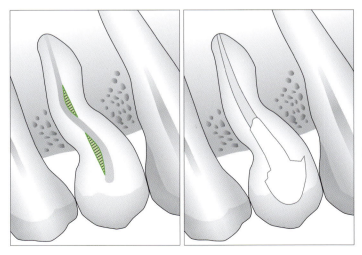

図 19-b ステンレススチールファイルでS字状にプレカーブを付与することは困難である．斜線部分を削合することにより，ストレートな根管形態に近づけることができる．その際，狙った部位だけを選択的に削合できるエンジンリーマーや超音波用チップが有効である．また，そうした器具操作を行うことのできるアクセスキャビティを形成することが重要となる．

Chapter 3　難症例へのアプローチ

　　Ni-Ti ファイルは彎曲根管に対して，高い追従性を有しているため，ある程度根尖部までのルートを確保するのに，非常に有用である．ただし，それ単体で拡大を行うと，前述したように水平断面が丸い拡大になってしまうため，そこからはステンレススチール製のHファイルを主体に時間をかけて拡大を行っていく．根管本来の形態を反映していると思われる**パイロットファイルの彎曲に合わせて，最終ファイルまで同様のプレカーブを付与する**ことが重要である（図20，21）．

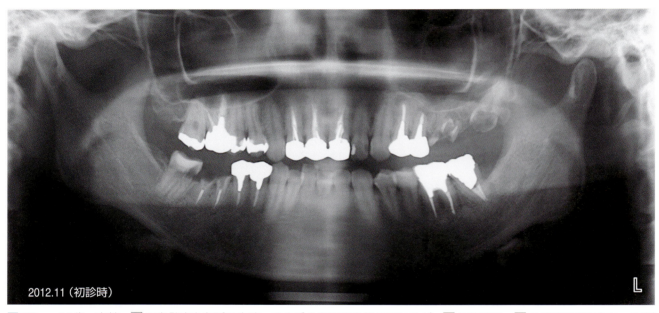

図20-a　34歳，女性．7⏌の自発痛を主訴に来院．さまざまな問題を抱えているが，7⏌の抜髄後，6⏌の補綴処置を行い，左側の治療を進めることとした．⏌6は保存不可能であったため抜歯を行い，埋伏している⏌8には矯正的挺出と外科的挺出を併用し，保存可能な状態にした．

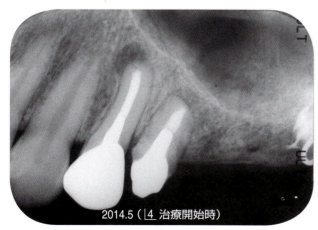

図20-b　⏌5は根管治療を行い，メタルコアを装着している．⏌4は緩やかに彎曲しているようにみえるが，よく観察すると根尖部で90度近く彎曲している．GPを除去すると根尖孔より多量の排膿を認めた．

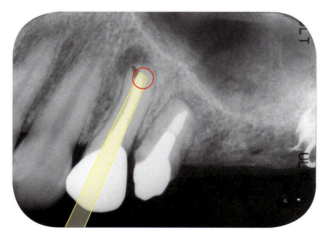

図20-c　いうまでもなく，マイクロスコープは直線的にしかみえないため，彎曲根管では根尖孔付近の根管壁しかみえない．このようなときは，手指感覚が大きな頼りとなる．Ni-Tiファイルは彎曲根管の追従性に優れているが，丸くしか拡大できないため，単体で使用すると水平的な拡大不足を生じる．

96

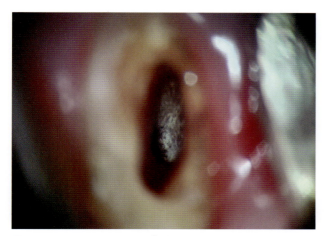

図 20-d　マイクロスコープで根尖孔付近の彎曲点にあたる根管壁がみえるが，根尖孔は確認できない．それでも，そこから歯冠側は清掃できていることがわかり，根尖孔部に集中できた．

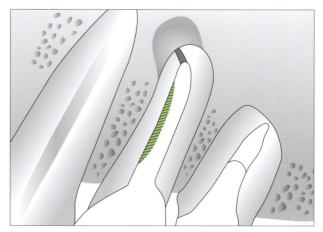

図 20-e　彎曲根管の場合は，根管壁にファイル全体が接触するようになり，前述した手指感覚が得にくい．そのため，斜線部を超音波用ファイルでごくわずかに削合し，彎曲点を根尖部だけに絞り込んだ．反対側を削合すると直線化はできるが，歯頸部の歯質が薄くなると考えたからである．

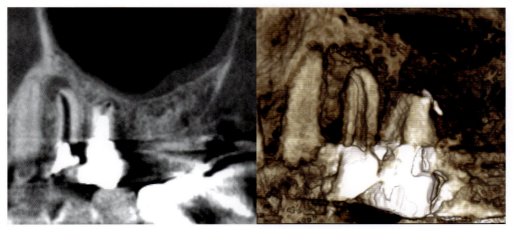

図 20-f　根管上部を直線化し，プレカーブを付与してHファイル主体で根管拡大を行っていった．Hファイルは回転させると破折するため，円周ファイリングだけで時間をかけて地道にサイズを上げていった．最終拡大終了時のCT画像では理想的な根管拡大ができている．

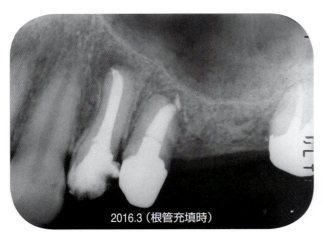

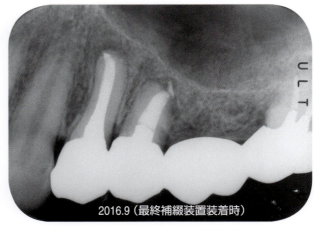

図 20-g　根管充填は通法どおり，GPとシーラーを用いてシングルポイント根充を行っている．最終拡大は #50 であるが，頰舌的な拡大をしっかりと行っているため，デンタルエックス線写真では大きく拡大しているようにみえる．

Chapter 3　難症例へのアプローチ

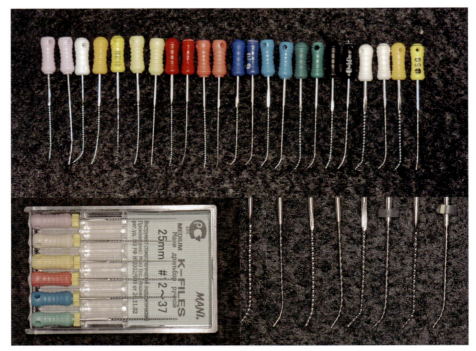

図 21　パイロットファイルには，コシが強くない通常使用のファイル（メルファー）を選択した．MMC ファイルのように穿通性に優れたファイルでは，逆に穿孔してしまう可能性があるからである．**図 20** のケースでは ＃ 8 にプレカーブを与えて穿通できたため，同じ彎曲を他のファイルにも付与している．その際，通常使用のファイルに加えて中間ファイル（＃ 12，＃ 17，＃ 22，＃ 27，＃ 32，＃ 37：マニー）を使用した．

　彎曲根管や狭窄根管で使用すると，ファイルの抵抗が少なく，また本来の根管形態を壊さず拡大ができる．ファイルの破折事故も少なくなったため，非常に重宝している．このファイルの存在を大学の先輩の坂口春日先生（福岡県ご開業）に教えていただき，臨床が変わった．

下川先生至言集　辞書を読書しろ

　著者が下川歯科医院に勤務していた頃，院長のマイブームは免疫学だった．愛読書は『免疫学用語辞典』．パッと開いたページにわからない用語があれば，調べる．その解説や関連用語にわからない用語があれば，またそれを調べる．今でいうネットサーフィンを，インターネットがない時代に 1 冊の辞書のなかでやっておられた．「こうしていけば，1 つの事柄に関連づけて理解を深めていくことができる．気がついたら辞書 1 冊の知識が頭に入るよ」．事実，休み時間に遊びで，無作為に抽出した用語を私がいうと，すらすらと解説されていた．

6. 穿孔

　臨床で比較的遭遇する頻度が高い医原性疾患の一つに穿孔がある．穿孔を繰り返す性格のおおらかな歯科医師にとっては，大きな問題ではないのかもしれないが，患者さんや，リカバリーをするわれわれにとっては，非常にありがたくない状況である．
　穿孔は，原則的にタービンなどの回転切削器具によって引き起こされていると考えられる．**穿孔部を人工的につくられた根管と根尖と考え**，原則的にその部位を感染根管の概念にしたがって拡大，清掃し根管充填を行っている．通常，根管の水平断面は円形を呈していないが，回転切削器具による穿孔はほぼ円形であるため，その部位を拡大することはそれほど難しくないはずである（図22）．
　穿孔部が歯頸部付近の場合には，歯周ポケットと交通し，骨縁下欠損を呈することがある．穿孔がある歯への対応として，この歯周ポケットとの交通の有無によって大きく処置が違ってくる．**歯周ポケットとの交通がある場合には，エンド・ペリオ病変の考え方に準じ，歯内療法を先行させる**が，歯の挺出療法や歯周外科などの付随処置が必要となることもある（図23）[32]．
　歯周ポケットとの交通がない場合には，穿孔部を拡大・清掃し，確実に封鎖することに加えて，本来の根管をみつけ出し，その部位を根管拡大できるかが重要となる．そういう意味で副根管や根管分岐と同じく，歯頸部付近に穿孔が存在する歯は本来の根管をみつけやすい（図24〜26）．根尖付近の穿孔に対しては，外科的対応をはかるケースも多いため，Chapter 4 にて詳述する．

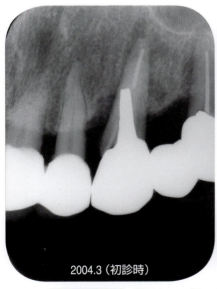
2004.3（初診時）

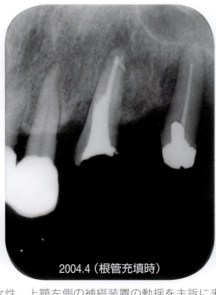
2004.4（根管充填時）

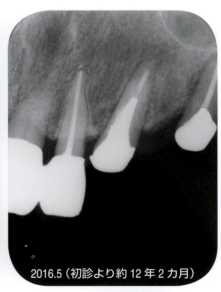
2016.5（初診より約12年2カ月）

図22　58歳，女性．上顎左側の補綴装置の動揺を主訴に来院．|3近心にはポストの穿孔と，骨縁下欠損が認められる．まず，本来の根管を通法どおりに拡大し，根管充填を行った後に，穿孔部をファイルで拡大し，根管充填を行った．歯根破折のリスクを考慮し，マグネットデンチャーのキーパーとして利用している．近心の歯根膜は不可逆的なダメージを被っていなかったのだろう．歯槽頂線と歯根膜腔の回復が認められる．根尖病変は縮小している．

Chapter 3 難症例へのアプローチ

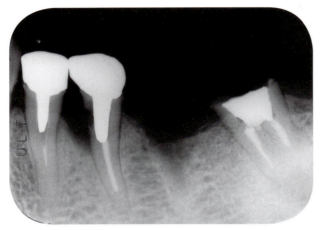
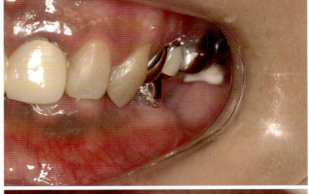
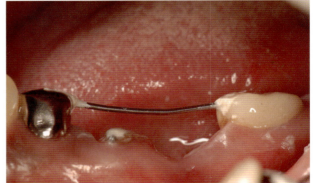

2009.3（初診時）

図 23-a 42歳，女性．6̅部の欠損補綴を希望し来院．5̅近心には前医による穿孔と，それに起因すると思われる骨縁下欠損が認められた．このまま補綴処置を行うと，歯頸線に高低差を生じ，メインテナンスしにくい状態となることが予想されたため，5̅の矯正的挺出を行った．

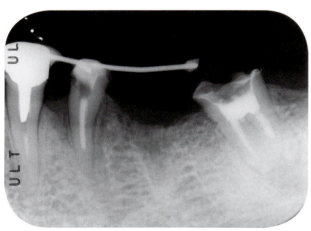
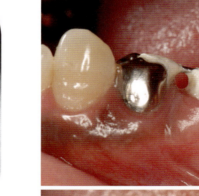
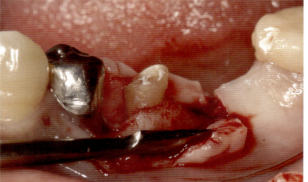

2009.8
5̅ 矯正的挺出開始後 20 週

図 23-b 歯の挺出に伴う硬組織および軟組織の添加を期待して，緩徐に挺出を行った．挺出開始後20週の状態では，5̅近心の骨縁下欠損は術前よりも平坦化している．当然，5̅遠心にも骨が添加されるため，歯肉縁の位置が4̅遠心よりも高くなっている．骨レベルをそろえる目的で歯周外科を行った．

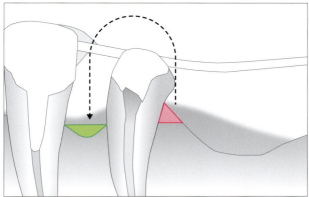
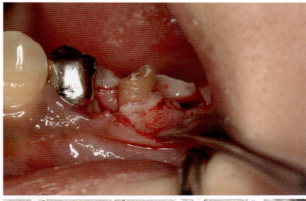
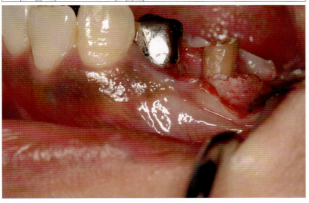
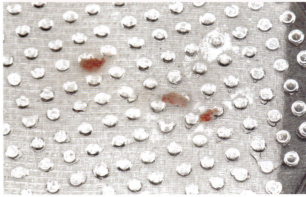

図 23-c ｜5 の遠心歯槽骨の平坦化を行った．骨削除の際に，なるべく大きな塊で採取できるように配慮し，採取した自家骨片を近心の骨縁下欠損部に移植した．

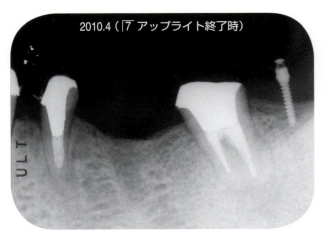
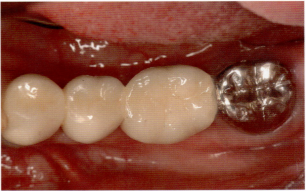
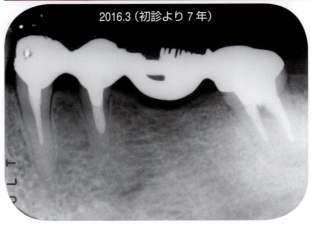

図 23-d ｜5 は全周にわたり歯肉縁上に健全歯質を獲得できたため，歯内療法を行った．その後，｜7 のアップライトをはかり，補綴処置へと移行した．生物学的幅径は確保され，歯周組織は安定している．症例によりどの挺出方法を選択するかは"平井の分類"[32]を参考にしている．

101

Chapter 3 難症例へのアプローチ

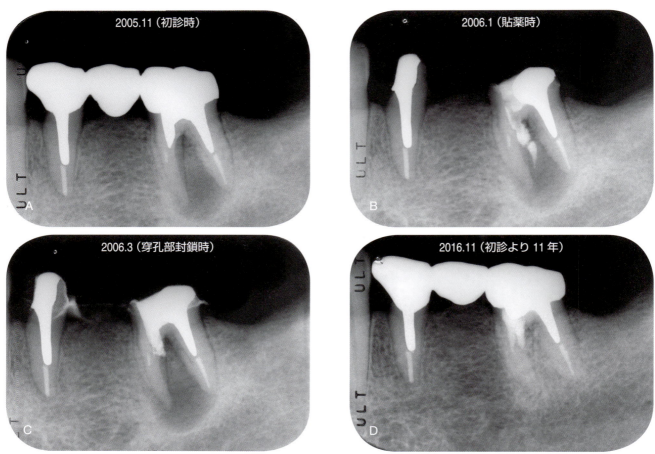

図24 47歳，女性．|6 の腫脹と疼痛を主訴に来院．デンタルエックス線写真では近心根の根分岐部直下に穿孔を疑えるが，根尖部の透過像が濃いため，根尖病変も独立して存在すると診断した（A）．ファイルをストロークできる歯質の厚みがあったため，穿孔部をファイルで拡大し，水酸化カルシウム製剤を貼薬した（B）．GPとシーラーにより穿孔部の封鎖を行った（C）．近心根の根管は閉鎖しており，穿孔部の封鎖のみで著しい改善傾向を認めた．術後11年を過ぎ，良好に経過している（D）．

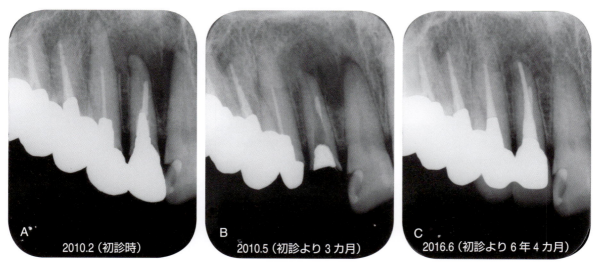

図25 61歳，女性．2| の腫脹と疼痛を主訴に来院．2| の根管充填材は明らかに本来の根管から逸脱しており，1| にかけて大きな透過像を認める（A）．最初はあえて穿孔部のGPをすべて除去せず，本来の根管を探索する際の壁として利用した（B）．本来の根管を根管充填した後に，穿孔部をファイルで拡大し，GPとシーラーを用いて穿孔部の封鎖を行った．透過像は消失し，2 1| の歯槽硬線は回復している（C）．

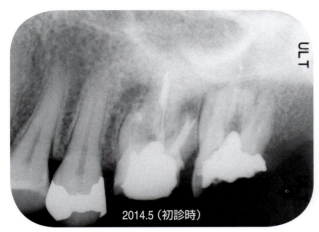 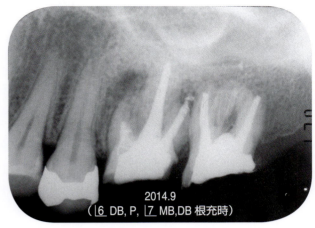

図 26-a 44歳, 女性. |6 7 は他院にて根管治療中で, セカンドオピニオンを求めて来院. 痛みがなかった歯に痛みが出て, まったく改善しないのに「次回最終的な薬を詰めます」といわれ, 不信感を抱いたそうだが, それはそうだろう. |6 は近心頬側根の根管口直下に, |7 は口蓋根の根管口直下に穿孔を認めた. 穿孔と無関係の根管から拡大し, 根管充填を行った.

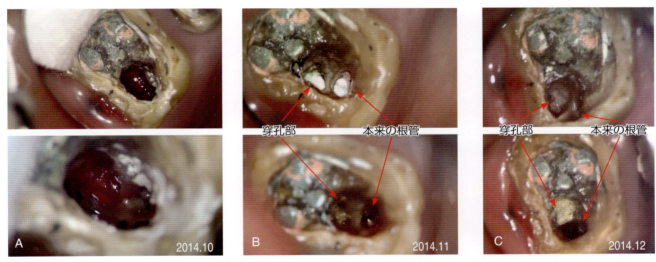

図 26-b |7 口蓋根根管内は穿孔部からの肉芽が増殖していた (A). 水酸化カルシウム製剤の貼薬を 2～3 日ごとに行ったところ, 本来の根管と穿孔部がはっきりとみえてきた (B). 穿孔部を MTA セメントで充填し, GP とシーラーを用いて本来の根管の根管充填を行った (C).

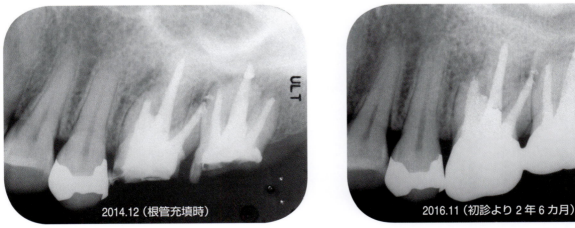

図 26-c 術後約 2 年と経過は短いが, 症状は消失し問題なく機能している. 根尖部に穿孔が存在していた |6 遠心頬側根の透過像が消失していない.

Chapter 3　難症例へのアプローチ

コラム　歯内歯

　大学を卒業してちょうど20年経ったが，お目にかかったのは一度だけであり，特殊症例といってよいだろう．しかし，患者さんにとっては，そのようなことは関係なく，歯科医師としても全力で保存に努めたいところである．歯内歯は成書に「根管治療が困難で抜歯に至る症例も多い」と書かれている[33]．実際に治療をするまでは，「ふーん」と思っていたが，やってみると，なるほど非常に難しい．

　歯根内部に一回り小さい歯根がもう1本あるような状態で，その根管壁内層がエナメル質からなっているため，タチが悪い．肉眼ではまったくみえない根管の深い部位で，タービンを回すほどの勇気を著者はあわせもっていなかった．本当に幸いなことに，ちょうどその数カ月前にマイクロスコープを導入していたため，時間はかかったが，何とか治癒へと導くことができた．

　患者さんは女子中学生で，診療の予約よりも部活を優先しているが，大人になって，「この歯を残すために，あの歯医者のヤツが一生懸命やってたな」と少しでも憶えてくれていたらいいなと思っている（**症例1**）．

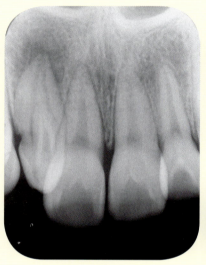
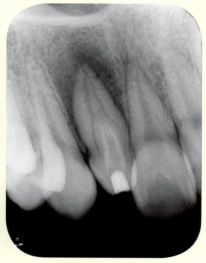
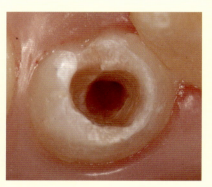

2013.12（初診時）

症例1-a　12歳，女性．右上前歯部の腫脹と自発痛を主訴に来院．2｜にファイルを挿入すると歯頸部付近でカツンと止まった．肉眼でみても根管内はどのようになっているか，よくわからなかった．

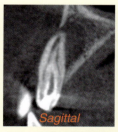
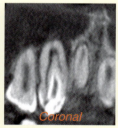
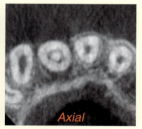

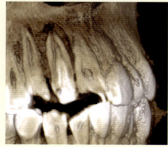

症例1-b　CT画像で確認すると2｜は歯内歯で，Sagittal像では根尖から口蓋側に大きな透過像を認める．学生時代に教科書でみた記憶はあったが，根尖まで伸びた"つらら"のような歯質をみてゾッとした．若い女性の前歯ということもあり，絶対に治したいと思った．

歯内歯

歯冠部の象牙質の一部が表層のエナメル質と共に歯髄腔内に深く陥入した歯の形態異常．

歯髄疾患などから根尖性歯周炎に進んだ場合，根管治療が困難で抜歯に至る症例も多い．

口腔顎顔面疾患カラーアトラス．永末書店．より

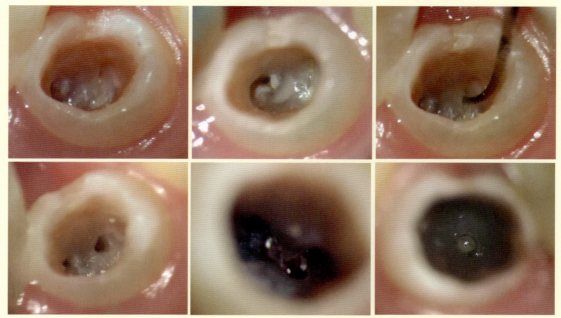

症例 1-c エナメル質が髄腔内に入り込み，ぶ厚い壁をつくっているためコントラでは歯が立たず，目視できない深さにあるためタービンも使えなかった．まずはマイクロスコープ下にて超音波用チップ（E7D）を用いて突破口をつくった．GPリムーバースピアーでアンダーカットを探りながら根気よく拡大し，内部の小柱構造を完全に除去できた．

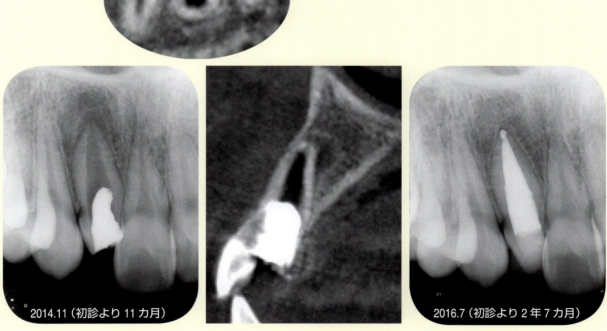

症例 1-d オリジナルの根管外壁が薄く，歯質の温存に努めながら，根管拡大を行った．最終拡大前にCTを撮影し，薄い隔壁が残っていないことと根尖病変の縮小傾向を確認した．ポストは形成せずにレジン築造を行い，若年者であるため，レジンジャケット冠で修復を行った．予想外なことに女子中学生にとっては，歯の治療よりも部活のほうが大事だったようで，予約のキャンセルが多く根管充填に至るまで時間がかかってしまった．

Chapter 3 難症例へのアプローチ

7. 破折器具

　根尖病変を有する歯において破折したファイルやレンツロが認められるケースでは，まず破折器具が存在する根管が原因根であるかの診断が重要となる．複根管歯の場合，その他の根管が原因根であるケースも少なくない．**根尖病変がなく無症状ならば，歯質の脆弱化を招くよりは，ファイルが到達する部位まで拡大し，経過観察していく選択肢もある**のではないかと考える．

　破折器具を除去しなければならない場合，破折ファイルが根管を塞いでいるケースでは，細いファイルや超音波用ファイルを用いてバイパスの形成を試みる．破折ファイルと歯質の間隙にファイルを挿入していくイメージである（図27）．その際には，MMCファイルの#6～#10を用いるようにしている．長期間にわたり病変が存在し，根尖部から根管内への滲出液や排膿などが認められる場合には，意外と簡単に破折ファイルを除去できることも多い．

　バイパス形成できない場合はマイクロスコープ下にて超音波用チップを用い，除去を試みる（図28）．それでもすべての破折ファイルを取り切れるものではないが，以前と比較すると除去できる確率が上がっている．

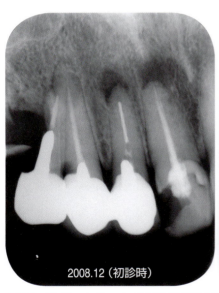
2008.12（初診時）

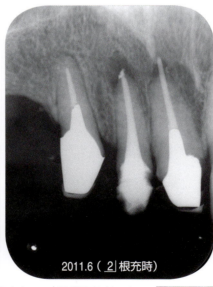
2011.6（2⏋根充時）

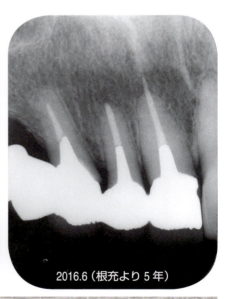
2016.6（根充より5年）

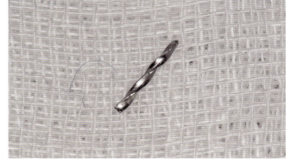

図27 58歳，女性．2⎾1 に根尖病変が存在し，2⎾根管内にはエンジンリーマーの破折片を認めた．4⎾は垂直性歯根破折のため，保存不可能であった．破折片と歯質の間隙に細いファイルを挿入し，バイパスをつくって除去を行った．根尖部から根管内への滲出液や排膿などが認められる場合，意外と簡単に破折片を除去できることも多い．1⎾にはGPを突出させてしまったが，2⎾1 ともに根尖病変は消失している．

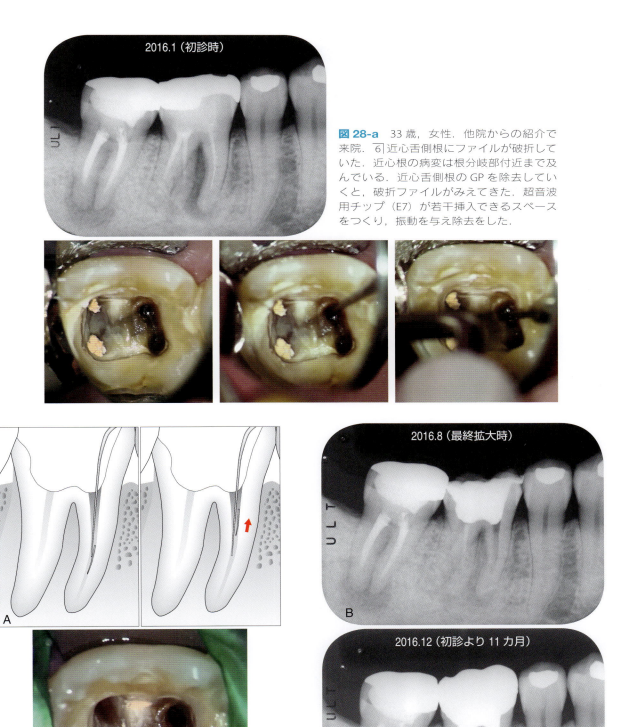

図 28-a 33歳，女性．他院からの紹介で来院．6̅ 近心舌側根にファイルが破折していた．近心根の病変は根分岐部付近まで及んでいる．近心舌側根のGPを除去していくと，破折ファイルがみえてきた．超音波用チップ（E7）が若干挿入できるスペースをつくり，振動を与え除去をした．

図 28-b 彎曲部に破折ファイルが存在する場合，破折ファイルの傍に超音波用チップを滑りこませて振動を加えると容易に除去できる（A）．近心根の最終拡大終了時のデンタルエックス線写真（B）とマイクロスコープ画像（C）を示す．根管充填後4カ月のデンタルエックス線写真では，すでに根尖病変は縮小傾向にある．現在，7̅ の根管治療を行っている（D）．

Chapter 3 難症例へのアプローチ

8. 根尖病変を有する根尖閉鎖歯

　根尖病変を有する歯においては，歯根膜との境界まで根管拡大，清掃を行うことができれば，治癒へ向かう可能性が高くなるわけであるが，根管が途中で閉鎖し，根尖まで到達しない場合もある．そのような場合，EDTAで根管を満たし，穿通力に優れたMMCファイルで穿通を試みる．また，マイクロスコープ下でOKマイクロエキスカや超音波用チップを使用し，根管を発見できることもあるが，CTを撮影してもみつからない場合もある．

　そのようなときには，ファイルが到達するところまで拡大，清掃し根管充填を行うことで，病変が縮小することがある．その理由の一つとして，根管閉鎖部よりも歯冠側に存在していた起炎因子を除去し，根管充填を行ったことで，根管内の病原性が減弱し，根尖部への継続的な起炎因子の供給が絶たれたことが考えられる（図29）．次に考えられる理由として，『診断・治療コンセプト編』で触れた擬似根尖病変の可能性がある．

　図29の3̲のように，ときに**生活歯においてでさえ，根尖病変を有する隣在歯の影響を受け，根尖部に透過像を呈することがある**．そのような場合には，隣在歯の根管治療のみで透過像は消失するわけであるが，このケースのように生活歯であると歯髄電気診などによって，判断がつきやすい．ところが，同じような現象が失活歯に対して起こったとき，透過像のある歯には根尖病変が存在すると思い込んでしまいがちである，というよりも判別することは不可能である．

　図30の症例の5̲は根尖孔までファイルを穿通させることができ，理想的な根管拡大と根管充填を行うことができた．隣在歯の4̲は，根尖までファイルが穿通できなかったにもかかわらず，良好な経過が認められた．図29の3̲と同じ擬似根尖病変だったのか

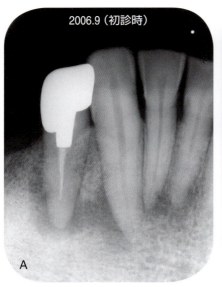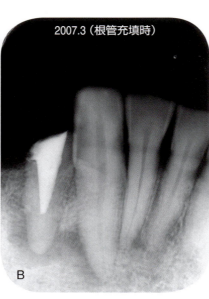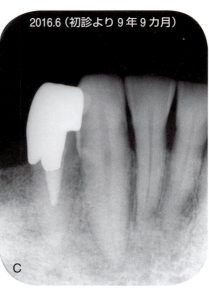

図29　70歳，男性．4̲の違和感を主訴に来院．デンタルエックス線写真では，4̲3̲に透過像を認める．3̲は歯髄電気診（＋）であった（A）．4̲は閉鎖根だったが，症状が消失したため根管充填を行った（B）．術後9年が経過したが，4̲の根尖病変は消失している．垂直的には根尖孔までファイルが到達しなかったが，水平的に未拡大部分を清掃したことで，根管内の微生物の量を減少できたからであろうか．3̲は擬似根尖病変であったと推測できる（C）．

もしれない．ただし，|4 5 どちらにも根管治療を行っているため，図29 の 4| と同じ理由により治癒へ至った可能性も否めない．ただ，このような現象が起こることがあることを知っておくと，診断と臨床の幅が広がってくる．

　隣在歯や他の根管に根尖病変がある根尖閉鎖歯では，最初に根尖部までファイルが到達する隣在歯や他の根管から治療を行い，経過を観察をしながら治療を進めたほうが，穿孔などのリスクも減少し，いたずらに時間を使わずに済むこともある．

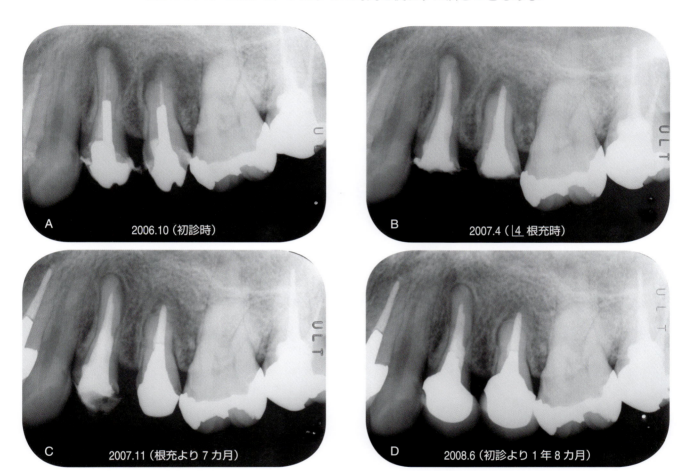

図30　40歳，女性．|4 5 の冠の脱離を主訴に来院．症状はなかった（A）．|5 には理想的な拡大・根充を行えた．|4 は2根とも根尖部付近で閉鎖していた．水平的な拡大不足を認めたため，そちらに重点を置いて拡大し，根管充填を行った（B）．根管充填後，しばらく経過観察を行い，|4 5 の根尖病変が縮小していることを確認した後，補綴装置の製作にとりかかった（C,D）．|4 の根尖病変が縮小したのは，根管内の微生物の量を減少したからなのか，|5 の影響による擬似根尖病変だったのか．

下川先生至言集　人の話を聞くときはネクタイをしとけ

　講演会に出かけるときにどんな格好をしていようが，基本的に個人の自由である，と，学生気分が抜けていなかった著者もそう思っていた．しかし，師匠の教えは違っていた．「人の話を聞くときは有料，無料にかかわらず，襟を正して教えてもらう姿勢を示して，ネクタイをしめとけ！」実践してみると，それで損をすることはまずないことがわかる．

Chapter 3　難症例へのアプローチ

Chapter 3 のポイント

- 通法では症状が改善しない場合には，診断の見直しを行い，戦略を練り直すことも重要である．

- エンド・ペリオ病変では，歯内療法を先行し，回復可能な歯根膜の範囲を見極める必要がある．

- 著しい歯根吸収歯では，ごくわずかにオーバーインスツルメンテーションさせて水平的に拡大しないかぎり，起炎因子の除去をはかれない場合もある．

- 彎曲根管をステンレススチール製ファイルで拡大する際には，可及的に根管の直線化をはかり，パイロットファイルと同じ彎曲のプレカーブを最終拡大ファイルまで付与する．

- 穿孔がある歯に対しては，穿孔部位，歯周ポケットとの交通の有無などを考慮し，ときに歯の挺出療法や歯周外科，意図的再植術が必要な場合もある．

- 根管内に破折器具が存在する場合は，絶対に除去しなければならないかの診断も重要である．

- 根尖病変を有する根尖閉鎖歯では，隣在歯あるいは患歯の他の根管の影響による擬似根尖病変の可能性もある．

Chapter 4

外科的歯内療法と
歯根囊胞へのアプローチ

　最近では外科的歯内療法のハードルが下がり，再根管治療という選択肢が十分に考えられるケースにも，安易に施術される傾向も一部にはみられる．根管治療の採算性を考慮すると，なんとか短時間で簡潔に済ませたいという気持ちもわからないでもないが，失活歯の長期保存という観点からは一抹の不安が残る．

　医療にロマンを持ち込むべきではないが，やはり最初から外科ありきではなく，歯科医師のロマンとして根管治療だけで治癒させたいものである．しかしながら，根管内からのアプローチには限界があることも事実であり，そのような場合には，歯根端切除術や意図的再植術などの外科的対応をしなければ治癒へと導けないこともある．

1. 外科的歯内療法の適応症と術式選択

　根管の解剖学的な形態や根尖孔外のバイオフィルムの存在などにより，根管内からのアプローチでは物理的に起炎因子を除去できないケースもあり，根管治療のみで治癒に導くことには限界がある．

　著者が考える外科的歯内療法の適応症は，Chapter 3でも提示した図1に示すとおりであるが，最初からそのような状態になっていると診断がつかないことも多い．また，図1の右側に分類されるケースでも，通法により改善されなければ，それらも適応となる．いずれにせよ，できることはすべて手を尽くしたうえで，症状の改善が認められないケースにかぎって行うことが原則であり，**万策尽きたときの"最後の希望"に他ならない**．

　外科的歯内療法には図2[19]に示すようなものが含まれるが，ここでは歯根端切除術と意図的再植術に焦点を絞って述べたい．どちらの術式を選択するかは，歯種や原因根根尖の解剖学的な位置などにより決定するが，**術中の歯根破折などの偶発症，術後のアンキローシスなどの危険性を考慮し，歯根端切除術を第一選択としている**．歯根端の切除量は一般的にいわれているように3mmを目安としている．

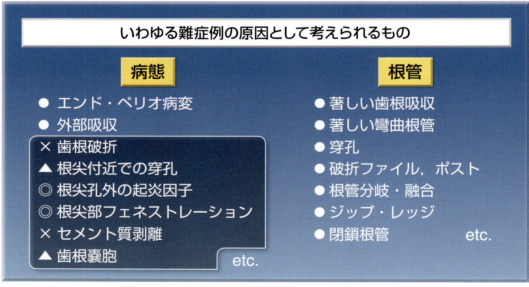

図1 ◎印は絶対的な外科適応，△印はケースバイケース（非外科的対応もあり），×印は原則抜歯だが外科適応の場合もあり．

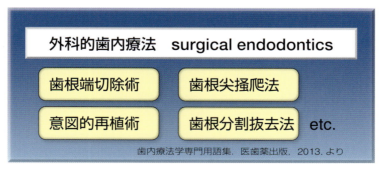

図2

2. 歯根破折

　デンタルエックス線写真による診断の重要性は，『診断・治療コンセプト編』で述べたとおりであるが，縦破折のクラックなどはデンタルエックス線写真や CT でも像として映らないことがほとんどである．そのため，**歯内療法においても，つねに患歯のプロービングデプスの計測を行い，垂直性歯根破折の可能性を探っておく**必要がある（図3）．

　それでも，すべてのケースにおいて術前に縦破折を予想するのは本当に難しい．補綴装置と軟化象牙質の除去後にマイクロスコープを覗いて，初めてクラックを確認できることもある（図4）．感染根管処置を施す前に，もっというなら補綴装置の除去前に，必ず「歯が割れているかもしれません．そのときには抜歯になるかもしれません」と患者さんに伝えておいても損をすることはない．

　最悪，破折していたとしても，この一言を添えておくだけで信頼を損なうことはまずない．除去した後に術者が初めて気づき，慌てて説明をしても，患者さんは言い訳としかとってくれない場合もある．このことは自身の失敗経験から得た教訓である．

　では，マイクロスコープでクラックを発見したら即抜歯を勧めるか？　それも，歯科医師として何か心に引っかかるものがある．著者の臨床では，十分な説明を行ったうえで"使えるところまで使う"こともあり，個人的には，垂直性歯根破折歯に対して行う接着治療を再評価する時期に来ているのではないかと感じる．患者さんが歯の保存を希望され，条件が整っていれば，チャレンジしてみる価値は十分にあると考えている（図5）．その際には，本来，垂直性歯根破折は抜歯の適応であることと，予後の不透明性をよく説明しておくことも重要である．

　水平性歯根破折に関しては，歯冠歯根比を考慮したうえで，歯の挺出や歯冠長延長術により，生物学的幅径を確立し，可及的に歯の保存に努める．

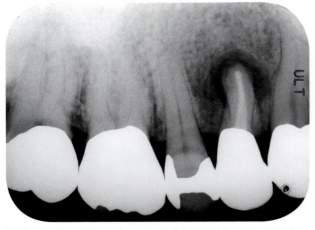 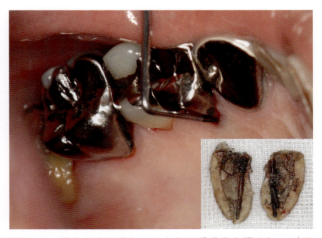

図3 64歳，男性．4| 咬合痛を主訴に来院．デンタルエックス線写真では，根尖病変を疑わせるような透過像を認めた．4| の PPD は，口蓋側のみ 11mm で根尖部まで到達し，その他は正常範囲内であった．典型的な歯根破折の歯周ポケット所見であり，感染根管処置を行ったとしても完全な治癒と長期的な予後は望めない．抜歯を行ったところ，歯根破折を起こしていた．

Chapter 4　外科的歯内療法と歯根嚢胞へのアプローチ

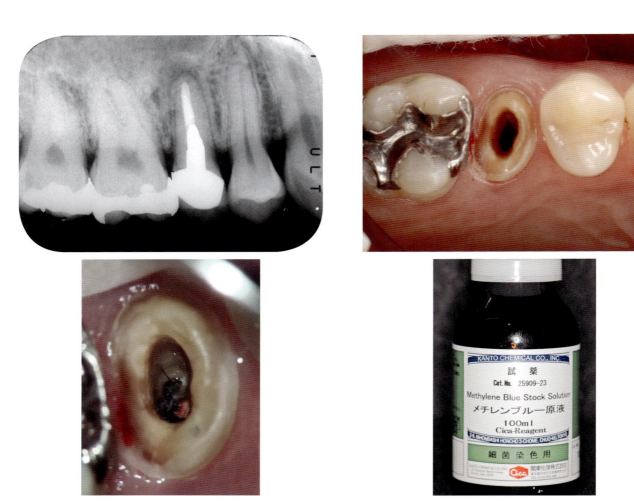

図4　41歳，女性．5]の咬合痛を主訴に来院．思ったよりも容易にメタルコアを除去できたため，歯根破折を疑った．肉眼的には破折線は認められなかったが，メチレンブルーで染色を行い，マイクロスコープで確認すると，ポストの先端に相当する部分にマイクロクラックを認めた．これに気づかずに根管治療を行っても，よい結果は得られないだろう．

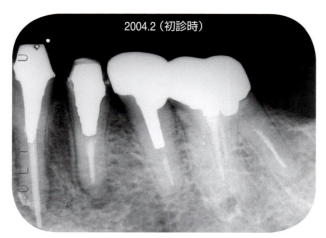
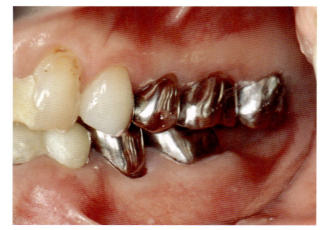

図5-a　61歳，女性．[4の咬合痛を主訴に来院．根尖部の透過像に加え，近心歯根膜腔の拡大が認められる．メタルコアは太く，歯質との間隙があることも歯根破折を疑わせる所見である．頬側中央部のPPDは6mmで，他は正常範囲内だった．メタルコアを除去し，根管治療を開始したところ，頬側外表面と根管内に交通するクラックを確認できた．

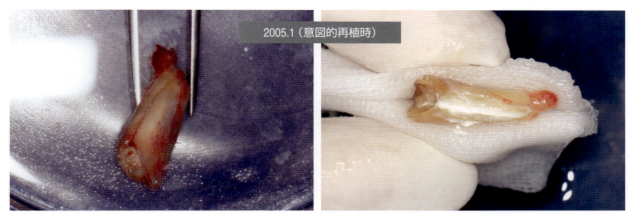

図 5-b |4 を抜歯してみると，破折線は歯頸部から根尖付近まで及んでいた．破折線をバーで追求し，スーパーボンドのラジオペークで充填した後に抜歯窩に再植した．

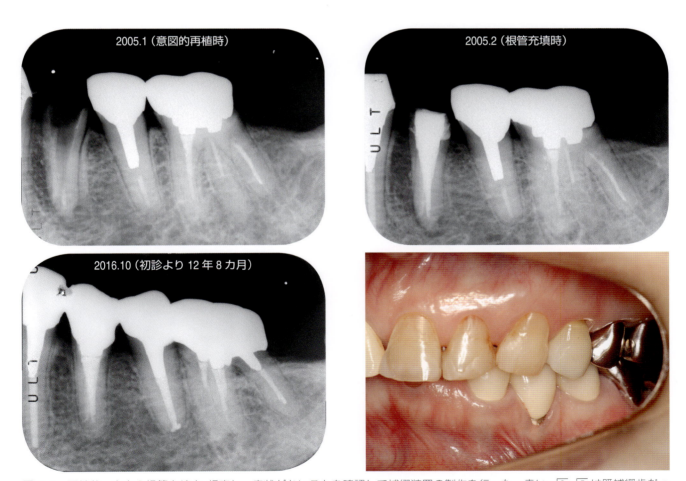

図 5-c 再植後，本来の根管を拡大・根充し，症状がないことを確認して補綴装置の製作を行った．幸い，|3，|5 は既補綴歯だったため，|4 の咬合負担の軽減をはかる目的で |3～5 の連結冠とした．このことも，現在問題なく機能できている大きな要因であると考える．副根管のようにみえる部分が破折線である．意図的再植術より 12 年が経過し，頬側のマージン部にリセッションを認める．

Chapter 4 外科的歯内療法と歯根嚢胞へのアプローチ

3. 根尖付近の穿孔

　歯冠部から歯根中央部までの穿孔への対応に関しては，chapter 3 で述べた．2つの大きなポイントがあり，1つ目は**穿孔部を人工根管ととらえ，清掃後に緊密に封鎖できるか**である．もう1つは**本来の根管をみつけ出し，同様の処置を行うことができるか**であるが，この操作は穿孔部位により難易度がまったく異なってくる．

　すなわち，歯根中央部から根尖部付近では，本来の根管をみつけ出すことが非常に難しく，仮にみつかったとしても，ファイルを根管に挿入するのは至難の業である．もちろんトライはしてみるが，どうしてもファイルを挿入できず，症状が改善しない場合には，外科的歯内療法に移行する（図6）．

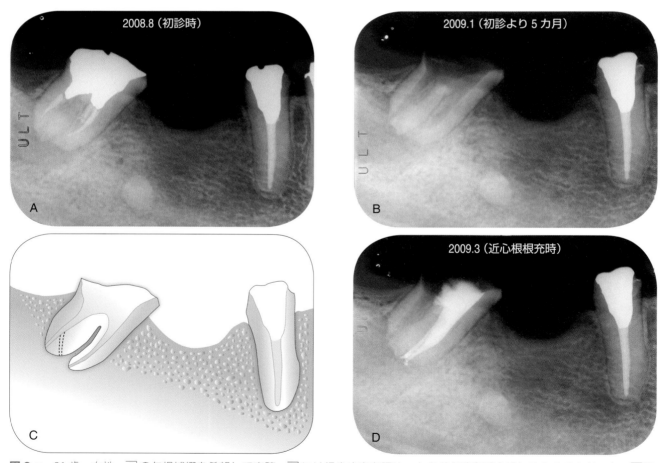

図 6-a 31歳，女性．6̄の欠損補綴を希望して来院．7̄には根尖病変を認め，ときどき違和感を感じるとのことだった．7̄遠心根中央部には根管様のラインがみえ，樋状根もしくは遠心根に未拡大根があると診断した（A）．GP を除去すると，多量の排膿を認めた．根管形態は樋状根ではなく，遠心根には根尖付近で穿孔があり，その部位に GP が充填されている状態だった（B，C）．大臼歯部の診断の難しさを思い知らされた．穿孔と無関係の近心根から先行して拡大・根充を行った（D）．

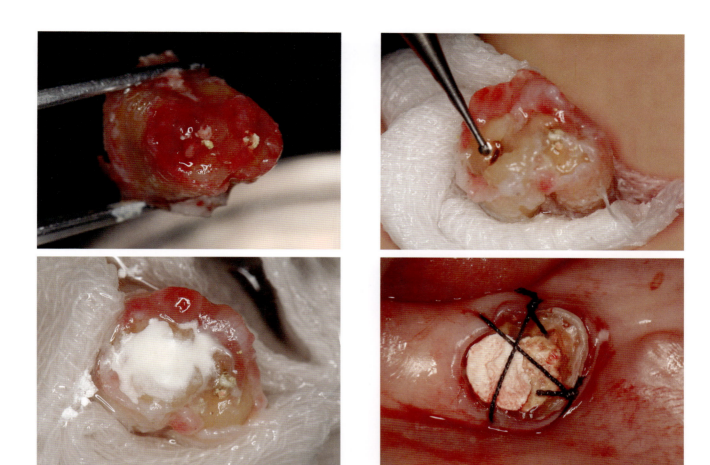

図 6-b 何度もトライしたが，穿孔部位が根尖付近であったため，著者の技量では彎曲した本来の根管にファイルを挿入することはできなかった．マイクロスコープを導入していない時期の症例であるが，この部位であれば，現在でも同じ結果になるのではないかと思う．患者さんと相談のうえ，意図的再植術を行った．穿孔部と本来の根尖孔に窩洞を形成し，スーパーボンドにて逆根充を行った．

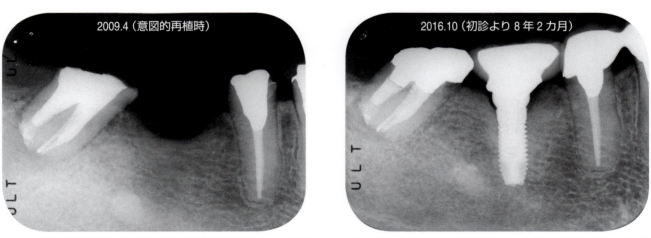

図 6-c ⁊|のフェルール獲得のため，意図的再植時には抜歯窩に完全に戻さず，若干浅い位置で固定を行った．その後，⁶|部にインプラント（GENESiO Plus，ジーシー）を埋入した．術後 7 年が経過しているが，生理的動揺があり，アンキローシスの心配はないようである．

Chapter 4 外科的歯内療法と歯根嚢胞へのアプローチ

4. 根尖孔外の起炎因子

　歯内療法開始時点から治療中も，起炎因子が根尖孔外に存在していることは診断できないため，結果論でしか語ることはできないが，治療の効果が認められないケースでは，根尖孔外のバイオフィルムが原因であることも考えられる．根尖孔までファイルが到達し，なおかつオーバーインスツルメンテーションを行っても，症状の改善が認められない状態が続くことがときにある．文献によれば，**根尖病変を有する歯の 6% に根尖孔外のバイオフィルム感染が認められる**という[34]．

　根管内からのアプローチだけで治癒に導きたいのはやまやまであるが，患者さんも治療

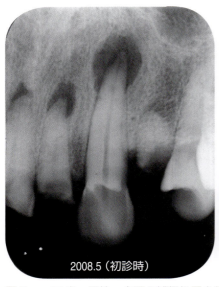
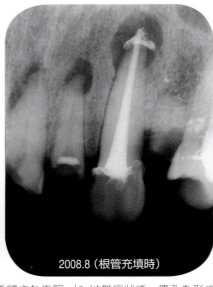
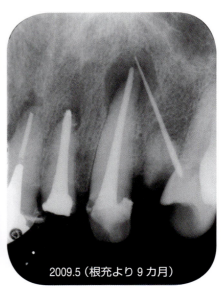

2008.5（初診時）　　　2008.8（根管充填時）　　　2009.5（根充より 9 カ月）

図 7-a 68 歳，男性．全顎の補綴処置を希望され来院．|3 は無症状で，瘻孔を形成していた．根管治療を開始してすぐに瘻孔が消失したため，根管充填を行った．自分では全力で行った治療であったが，その後，瘻孔が再発した．歯根が長く，ファイル先端の可動域が狭かったことも関係しているのかもしれない．再根管治療をしても同じ結果しか得られないと判断し，歯根端切除術を計画した．

下川先生至言集　歯科界のジェンナー

　根尖病変を有する歯に対しては，フラッシュ根充を行わなければならない必要性を述べたが，これには賛否両論あることを承知している．下川先生は，約 25 年前に先生の最愛のお嬢様にもこの概念で治療を行い，非常によい結果を残されている．そのデンタルエックス線写真をみせていただいたときに，「俺は歯科界のジェンナーだ」とご自分でいわれていた．
　「自分の講演を聞いた先生がその術式を患者さんに行い，結果的に何万人，何十万人という患者さんに影響が出る．マイクを持つということはそれぐらい責任が重いことなんぞ」という話をしてくださったことがある．その後，先生のことを「ジェンナー」とよぶ人に出会ったことはないが，この術式を提唱されるにあたって，強い信念をもっておられることがよくわかった．

に割ける時間が無限にあるわけではない．著者の臨床では，6カ月を目処に改善傾向が認められないときには，患者さんに治療方針の変更理由を説明し，同意が得られれば外科的対応を取るようにしている（図7, 8）．

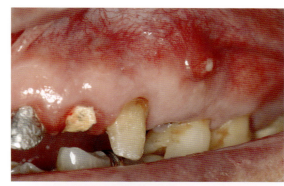

2009.6（歯根端切除術）

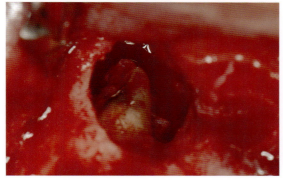
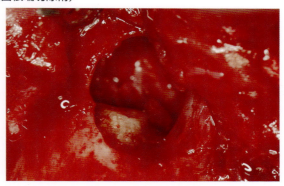

図7-b 全層弁を翻転すると，根尖部頰側骨は吸収されており，肉芽を搔爬しただけで，根尖を確認できた．写真ではクラックが入っているようにもみえるが，根尖孔付近に歯石様沈着物を認めた．この当時は肉眼的に処置を行っており，約3mmという基準を目安として歯根端を切除した．その部位より歯冠側は緊密に根管充填ができていたため，あえて逆根充を行っていない．

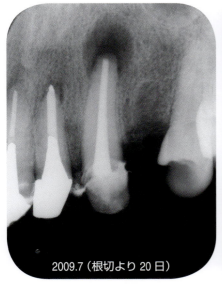
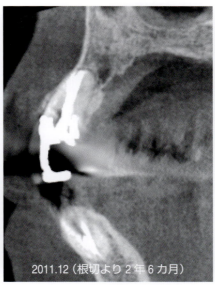
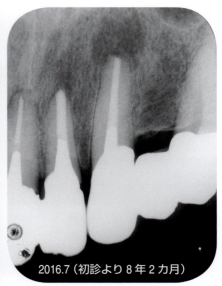

2009.7（根切より20日） 2011.12（根切より2年6カ月） 2016.7（初診より8年2カ月）

図7-c 術後2年6カ月のCT画像では，すでに根尖病変は縮小している．非外科的に治癒させたいところだが，最初の治療でも全力を尽くしており，再治療を施しても治癒に向かう確証がなかった．そのうえで，患者さんの貴重な時間を奪うことを考えると，この選択肢でよかったのではないかと考える．

Chapter 4 外科的歯内療法と歯根嚢胞へのアプローチ

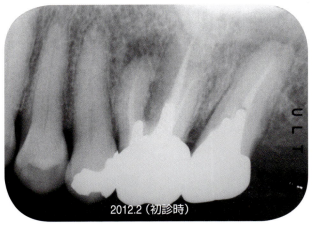
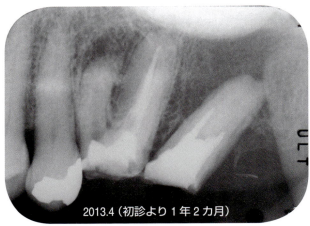
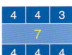

図 8-a 58歳，女性．|6 7 の腫脹と咬合痛を主訴に来院．「ここは今まで何度も治療したけど，冠を被せると腫れてすぐに外すことを繰り返している」といわれていた．|6 7 頬側にそれぞれ瘻孔を形成しており，|6 の近心頬側根と |7 から感染根管処置を始めた．|7 口蓋根は根尖部までファイルを穿通できたが，肝心の頬側2根は閉鎖していた．

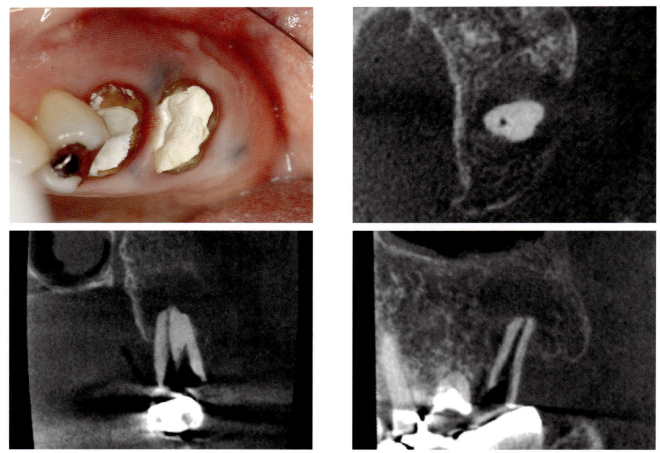

図 8-b |7 のCT画像を示す．頬側歯槽骨は著しく吸収し，頬側根管は確認できない．治療中も急性炎症を繰り返していたが，穿通できた口蓋根からは排膿，滲出液はなかった．PPDからも歯周病に起因するとは考えにくかった．このままでは埒があかないと判断し，意図的再植を承諾していただいた．

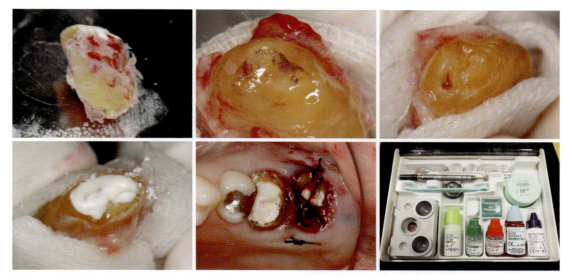

図 8-c 可及的に歯根膜を損傷しないように抜歯を行い，抜歯した根尖部を観察して驚いた．頬側根尖部に歯石様の沈着物を認め，「これは，いくらやっても治るはずがない」と感じた．歯石様沈着物を除去し，スーパーボンドで逆根充を行った．

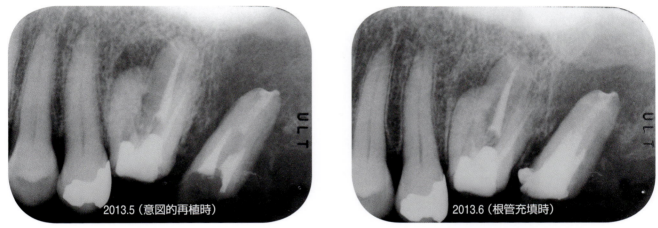

図 8-d |7 を再植した当日のデンタルエックス線写真を示す．頬側 2 根は先行して根管充填を行っており，再植後 1 カ月して口蓋根の根管充填を行った．

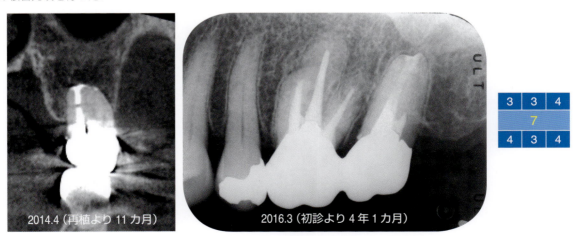

図 8-e 術後 3 年経過の時点では，|6 7 ともに透過像は縮小している．CT 画像でも |7 周囲の骨梁は回復している．このケースもマイクロスコープを導入していない時期のものであるが，マイクロスコープの神眼をもってしても，根尖孔外のバイオフィルムはみえない．

Chapter 4 外科的歯内療法と歯根嚢胞へのアプローチ

5. 根尖部フェネストレーション

　アジア人であるわれわれ日本人は，西洋人と比較して歯槽骨幅は狭く，特に上顎前歯部を覆っている頬側の骨が薄いことはよく知られている．歯の植立位置，方向によっては，根尖部が歯槽骨のハウジングから頬側に飛び出した状態，いわゆるフェネストレーションを起こしていることがある（図9）．生活歯では，この状態でも無症状であるが，失活した瞬間から患者さんは根尖部圧痛などの症状を訴え続ける．骨の裏打ちのない根尖孔部の歯根膜が，抜髄操作によって何かしらの不可逆的な障害を受けるのかもしれない．

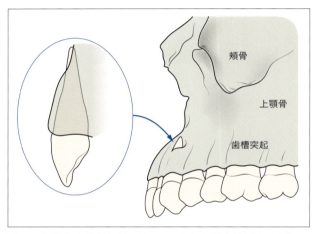

図9 骨格とも密接に関係しているため個人差はあるが，一般的に上顎の頬側歯槽骨幅は狭い．特に上顎側切歯，犬歯部の頬側の骨は紙のように薄いことも珍しくない．歯の植立方向によっては，根尖部がフェネストレーションを起こしていることもある．

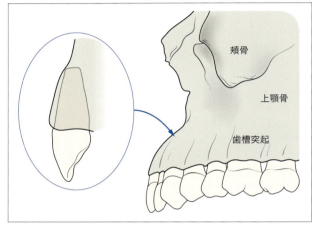

図10 いつまでも根尖部圧痛が消失しないときには，根尖部フェネストレーションを改善するために，歯根端切除術を行う必要がある．歯槽骨のハウジング内に根尖が収まれば，症状は消失する．

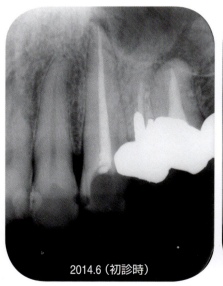
2014.6（初診時）

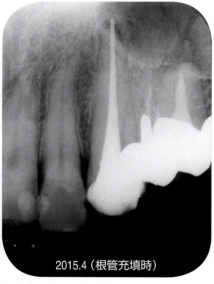
2015.4（根管充填時）

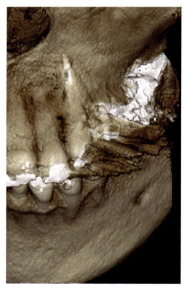

図11-a 48歳，女性．|3 の自発痛を主訴に来院．著しい根尖部圧痛を認めた．根管治療を行った際に，Hファイルの先端に血液交じりの肉芽が付着してきたため，フェネストレーションを疑った．自発痛は消失していたため，ひとまず根管充填を行ったが，根尖部圧痛を訴え続けていた．CT画像で確認すると，予想どおり根尖部はフェネストレーションを起こしていた．

このような患者さんからよくいわれる「顔を洗うと，鼻のつけ根が痛い」という言葉からもわかるように，好発部位は上顎側切歯，犬歯である．たとえ理想的に抜髄処置がなされたとしても，フェネストレーションの状態が改善されないかぎり症状は継続するため，**歯根端切除術を行い**[35]，**根尖部を歯槽骨のハウジング内に収める**必要がある（図10, 11）．

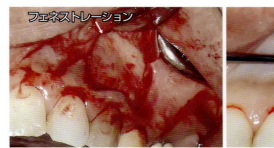
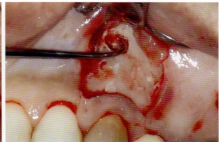
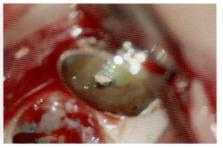

図11-b 全層弁を翻転すると，根尖部歯槽骨がごく一部裂開し，根尖がみえていた．1557カーバイドバーで歯根端を約3mm切除した．メチレンブルーを用いて根尖部にクラックがないことを確認した．

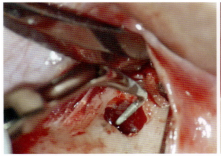
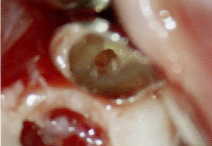
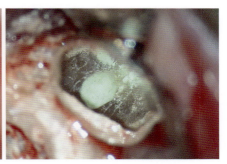

図11-c 超音波用チップのレトロチップ（サテレック）を用いて，逆根充用窩洞を形成した．MTA充填前と充填後の歯根切断面を示す．

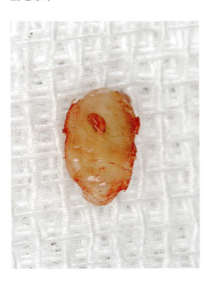
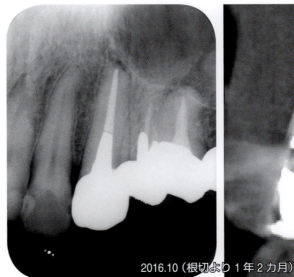
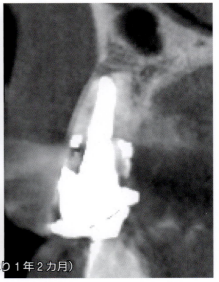

図11-d 切除した歯根端．やはり，根充状態も含め根尖そのものに問題があったわけではなさそうである．術後約1年のデンタルエックス線写真とCT画像では，根尖が歯槽骨のハウジング内に収まっている．ごく一部の頬側皮質骨が完全には回復していないが，症状は消失している．

6. セメント質剥離

セメント質剥離が生じると，慢性歯周組織炎を呈するため，デンタルエックス線写真では根尖病変様の透過像を認め，剥離片の不透過像を確認できることが多い．ときに瘻孔形成や急性発作を生じ，臨床所見も慢性根尖性歯周組織炎と酷似しているため，注意を要する．既根充歯でなければ生活歯であることも多く，鑑別診断の際の判断基準の一つとなる．咬合性外傷などの歯に加わる過度の力が原因であると考えられるため，パラファンクションがある患者さんやバーティカルストップを喪失した症例に多くみられる（図12）．

残念ながら，セメント質剥離の症例は原則的に抜歯であるが，歯周外科と再生療法を併用し，症状が収束したケースを提示する（図13）．

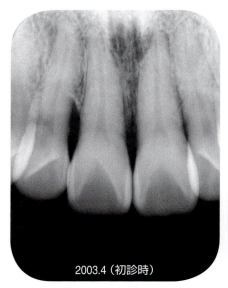 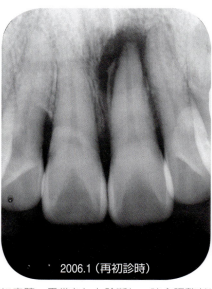 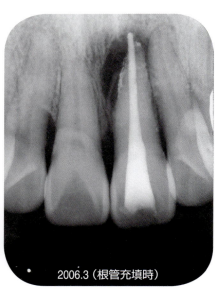

図12-a　63歳，男性．|1 の違和感を主訴に来院．異常なしと診断し，咬合調整だけを行った．約3年後，|1 根尖部の腫脹を主訴に再来院された際には，根尖性歯周組織炎と安易に診断を下し，感染根管処置を行った．瘻孔が消失しなかったため，外科的対応をはかることにした．

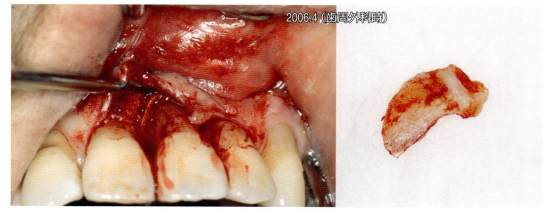

図12-b　歯肉弁を翻転すると，根尖部付近に薄い硬組織片を認めた．セメント質剥離片だった．これを除去したが，経過不良で結局抜歯となった．初診時のデンタルエックス線写真を注意深く観察していれば，セメント質剥離の診断を下すことは可能であったのに，診断ミスを犯し患者さんに多大な迷惑をかけた．

あくまで患者さんの了解を得たうえでのチャレンジケースであり，理想的な治癒像は得られておらず，保存への可能性を模索している段階である．今後，良好な結果が得られるようであれば，機会をみて報告させていただきたい．

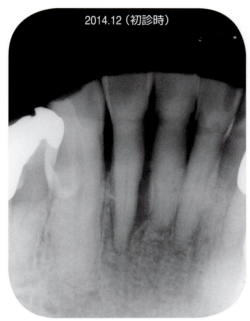
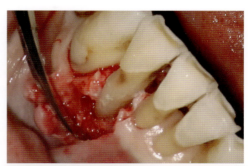
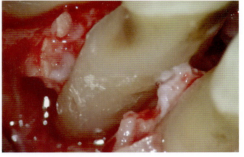

図 13-a 82歳，男性．2̲の根尖部腫脹を主訴に来院．2̲近心に垂直性骨吸収を認める．下顎前歯の切端の状態からパラファンクションがあることが想像できる．2̲近心の歯根中央部の表面は，なだらかな曲線から急激に変化しており，歯石の沈着も疑ったが，問診で「数日前に歯のかけらのようなものが出てきた」といわれたため，セメント質剝離と診断した．原則，抜歯であることを説明したが，患者さんは歯の保存を強く希望されたため，歯周外科を行った．

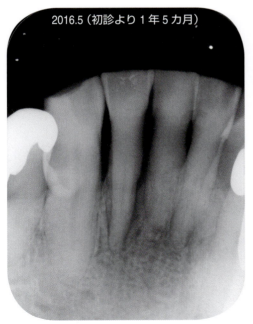
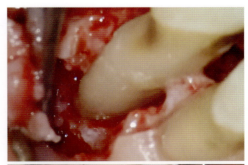
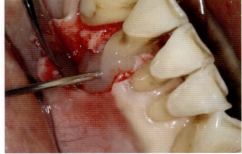

図 13-b 歯根表面をマイクロスコープで観察すると，表面は非常に凹凸に富み，歯石様の沈着物が付着していた．デブライドメントを行った後にエムドゲインを使用した．2̲の歯根膜腔は決して正常像とはよべない状態であり，これ以上の回復は見込めないかもしれないが，現在のところ問題なく機能している．

Chapter 4 外科的歯内療法と歯根嚢胞へのアプローチ

7. 歯根嚢胞へのアプローチ

> 歯根嚢胞は嚢胞壁を有するのが特徴で，その最内層に存在する上皮層の破壊が治癒のカギを握ると考えられる．ただし病理組織学的検査でしか確定診断はできない．治療の第一選択は非外科的対応で，生体の反応をみながら段階的に処置を進める．改善傾向を認めない場合や患者さん側に事情ありの場合は外科的対応を行う．歯根端切除術が第一選択だが，上下顎大臼歯部では近心頬側根を除き意図的再植術を選択している．

　歯根嚢胞は根尖部にエックス線透過像を有する歯の約15%に認められるといわれ，構造的な特徴として嚢胞壁を有する（図14）[36]．嚢胞壁を構成し，その最内層に存在する上皮層は起炎因子の生体内への侵入を防御していると考えられるが，この**上皮層の存在が根管治療による治癒機転を阻害する**と考えられている．

　通常の根尖病変であれば，起炎因子の存在位置（根管内，根尖孔外）にかかわらず，抜歯

歯根嚢胞　radicular cyst

多くは上皮性歯根肉芽腫における上皮の嚢胞化によって生じると考えられている．嚢胞壁は3層よりなり，内側より外側へ上皮層，肉芽組織層，結合組織層により構成されている．嚢胞内の滲出液の性状は嚢胞壁の炎症状態により影響を受け，炎症が強い場合には化膿性となる．嚢胞壁の炎症が軽快していくと，上皮層は上皮索を失い重層扁平上皮に似た構造を示す．　改訂版 エンドドンティックス21．永末書店，2004．より

図 14-a

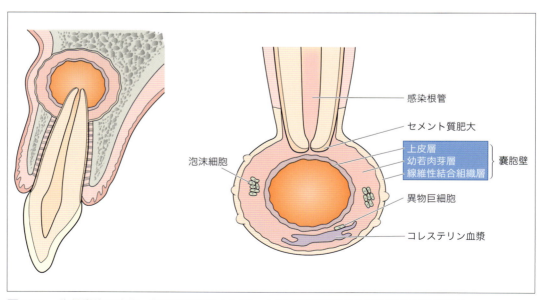

図 14-b　歯根嚢胞の病態．特徴的な構造として，上皮層で裏装された嚢胞壁の存在がある．

を行うことにより消失する．これに対し，歯根嚢胞を形成している歯を抜歯しても，嚢胞をしっかりと掻爬しなければ，顎骨内に残留嚢胞として存在し，ときに成長し続ける（図 15）．

その理由について下川公一先生は「嚢胞そのものに対する生体の免疫応答が存在するためであり，歯根嚢胞にかぎっては，"根尖病変"ではなく"根尖病巣"という表現がふさわしい」と述べられている．

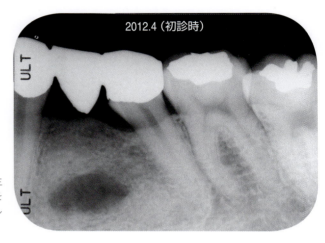

図 15-a　29 歳，男性．5⏌部の腫脹を主訴に来院．5⏌は数年前に他院にて抜歯を行った既往があった．残留嚢胞と診断した．

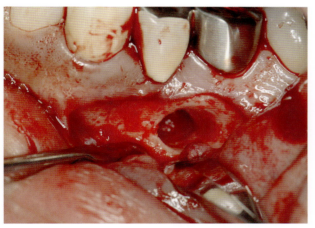

図 15-b　オトガイ孔に近接していたため，慎重に全層弁を翻転し，骨欠損内部を掻爬した．骨補填材を填入し，表面に CO_2 レーザー（OPELASER03S Ⅱ SP，ヨシダ）を HLLT で照射した．

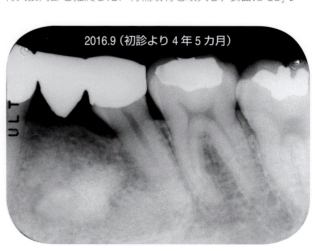

図 15-c　骨補填材は周囲骨と完全には同化していないが，再発は認められない．

Chapter 4 外科的歯内療法と歯根嚢胞へのアプローチ

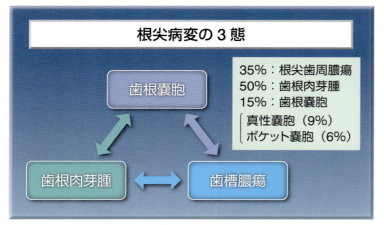

図16 根尖病変は上記3態が移行したり，混在するといわれている．それぞれのパーセンテージは上記のとおりである．文献37，38を基に作成．

図17 「円形もしくは類円形で，歯冠大以上の白線に囲まれた境界明瞭な透過像」は歯根嚢胞の確定診断にはなりえないが，大きな目安の一つであることに変わりない．

したがって，**歯根嚢胞が疑われる場合には，そのアプローチの仕方が通法の感染根管処置とは異なってくる**．いかにして上皮層の破壊を行うかが治癒のカギを握ると考えられてきた．その点からいうと，歯根嚢胞が急性発作を起こしたときには，上皮性歯槽膿瘍の病態に近く，上皮層の連続性が絶たれている可能性が高いため，治癒へと導くチャンスだともいえる（図16）[37,38]．

学生時代に歯根嚢胞の特徴的なデンタルエックス線所見は「歯根尖を含む周囲歯槽骨と境界明瞭な類円形の透過像」と習ったのを記憶しているが，現在ではデンタルエックス線写真で歯根肉芽腫との鑑別は困難とされており（図17）[39]，「境界明瞭で大きな透過像＝歯根嚢胞」ではない．臨床的には滲出液の性質などにより嚢胞を疑うが，確定診断は病理組織検査である．

非外科的なアプローチを第一選択とし，治癒に至った場合には，病理組織検査を行うことができないため，あくまでも"歯根嚢胞の疑い"となり，すっきりしないところである．歯根嚢胞の非外科的療法について多く語られないのは，この点がクリアにできないためであろう．本項でも，臨床所見からみて，著者が歯根嚢胞の疑いが強いと診断したものを含むことをあらかじめ断っておく．

1）非外科的アプローチ

他の根尖病変を有する歯と同様に，第一選択肢は非外科的対応である．非外科的対応では，生体の反応をみながら段階的に処置を進めていく．そのステップを解説してみたい．

STEP1

治療開始初期には根尖孔から黄色で粘稠性のある滲出液を認めることが多い．そのようなときには，まず根管開放を行い，減圧をはかることが先決である．ただし，患者さんには連日来院していただき，根管内の状態を確認しながら，可及的にすみやかに仮封するこ

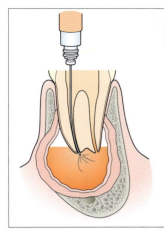

図18 下川公一先生が提唱されたシリンジテクニック．水風船の水をシリンジで吸い取るイメージで，積極的に内圧を減少させることによって，囊胞を縮小させる術式である．下川公一先生の図[40]を基に作成．

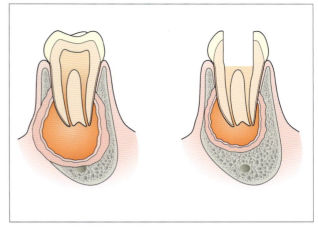

図19 非外科的アプローチが奏功せず，やむをえず外科的アプローチに移行する場合においても，前もってシリンジテクニックにより囊胞を縮小させておくことは，外科的侵襲を少なくし，下歯槽管の損傷などのリスクを低減できるメリットがある．下川公一先生の図[40]を基に作成．

とを心がけている．

根管開放治療に関しては賛否両論あるところであるが，食渣などが混入しないよう十分に注意を払ったうえで，短期間を条件に行えば，患者さんを苦痛から解放する非常に有効な手段であると考える．ここで重要なことは，ただ単に根管を開放するだけでなく，ある程度の根管拡大を行って，シリンジの先端を囊胞腔内に到達させ，**貯留した滲出液を積極的に吸引する**ことである（図18）．

下川公一先生が提唱されているシリンジテクニック[40]であるが，歯内療法が奏功せず外科的な対応をする場合にも，事前に積極的な減圧をはかり，囊胞を縮小させた後に行うほうが，外科的な侵襲も少なくなる（図19）．滲出液の性状の変化と減少が認められた場合には，すみやかに仮封を行う．黄色から透明に，粘稠性から漿液性への変化が目安となる．

この時期は仮封したら腫脹を起こすという状態を繰り返す可能性があることを，患者さんに説明しておく（図20-a）．

STEP2

その後，さらに根管拡大を行い，**水酸化カルシウム製剤を貼薬**する．根管内を水酸化カルシウム製剤で満たした後に綿栓を挿入し，根尖まで水酸化カルシウム製剤を十分に行き届かせる．急性症状に備えて綿栓は根管内に填入したまま，仮封を行う（図20-b）．歯根囊胞が存在するケースでは炎症性歯根吸収が高度に起こっていることが多く，根尖孔が開大している状態になっていることが多い．

そのため，水酸化カルシウム製剤が囊胞腔内に溢出することになるので，上顎洞や下歯槽管が近接している場合では，十分な注意を払う必要がある．間違っても根尖孔部に水酸化カルシウム製剤のシリンジの先端を当てがい，**強圧で押し出すようなことは絶対にしてはならない**．水酸化カルシウム製剤の貼薬を数回繰り返し，経過観察を行う（図20-c）．

Chapter 4　外科的歯内療法と歯根嚢胞へのアプローチ

STEP1

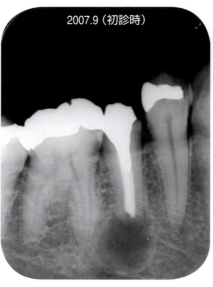
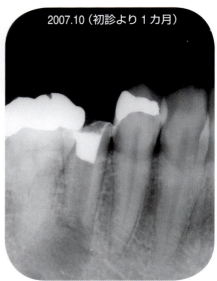

図20-a 52歳，女性．5̄の腫脹と根尖部圧痛を主訴に来院．オトガイ孔付近にまで及ぶ透過像を認めた．根管を開放し，根管拡大を開始した．シリンジの先端をごくわずかに根尖孔外に突出させ，吸引を繰り返していった．黄色い粘稠性の滲出液が漿液性に変わっていった．根管開放中は根管内に食渣が入らないよう配慮しながら，ほぼ毎日通院していただき，可及的すみやかに仮封を行う．このケースでは，約1カ月で仮封が行える程度に滲出液が減少した．

STEP2

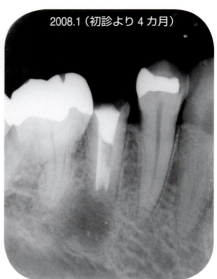

図20-b 強アルカリ作用に期待して，水酸化カルシウム製剤を根管内に填入した．2週間に1度を目処に根管拡大と水酸化カルシウム製剤の填入を繰り返した．このケースではオトガイ孔が近接しており，薬剤の押し出しには十分注意を払った．根管内に水酸化カルシウム製剤を満たし，フレアアップに備えて綿栓を挿入するだけである．

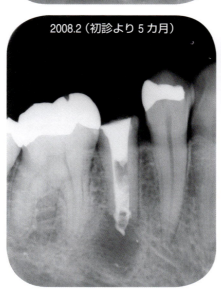
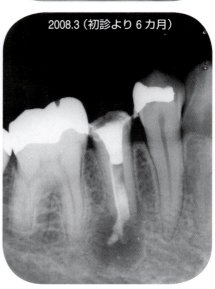

図20-c デンタルエックス線フィルムを横向きで撮影すると，根尖病変の下縁がフィルムに収まらなかった．そのため，縦向きで撮影しているので規格性はないが，骨硬化縁は消失し，透過像は縮小しているように思えた．

STEP3

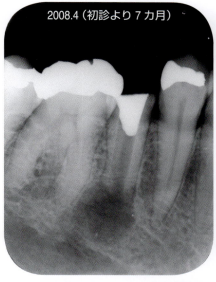
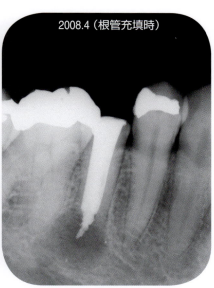
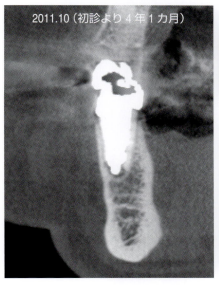
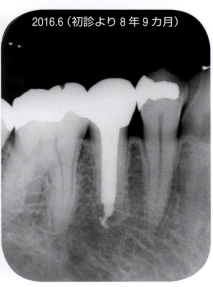

図 20-d 根管内からの滲出液はなく，経過が順調だったため，根管充填の準備に入った．水酸化カルシウム製剤が根管内に残留すると，将来的に死腔となる．除去できていることを確認するために，デンタルエックス線写真を撮影した．現在ではその確認にマイクロスコープを使用している．根尖孔が大きく開大していたため，GPが突出している．

図 20-e 根充後8年経過し，病変は縮小している．非外科的アプローチでは病理組織検査ができない．そのため，歯根嚢胞であったと断言できないが，吸引した滲出液の性状からいってもその可能性が高かったと考える．

STEP3

　デンタルエックス線写真で病変の縮小が認められたら，水酸化カルシウム製剤を除去し，最終根充の準備に入る．問題を認めなければ，通法どおり根管充填を行う（**図 20-d，e**）．透過像が縮小するまで，ある程度の経過観察が必要となるため，早急な補綴処置は避け，できれば，コンポジットレジンなどの充填処置で済ませたいところである（**図 21，22**）．

Chapter 4 外科的歯内療法と歯根嚢胞へのアプローチ

歯根嚢胞が疑われたケース（非外科的アプローチ）

図 21-a 24歳，男性．歯石の除去を希望されて来院．スクリーニングのなかで，2|に類円形で境界明瞭な透過像を認めた．自覚症状は全くなかったが，治療の必要性を説明し，歯内療法を開始した．

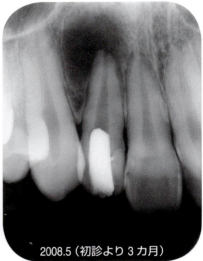

2008.2（初診時）　　2008.5（初診より3カ月）

図 21-b 根管開放，シリンジによる吸引を行い，水酸化カルシウム製剤を根管内に填入した．その手順は図20の症例と全く同じである．透過像が縮小傾向にあることを確認して根管充填を行った．

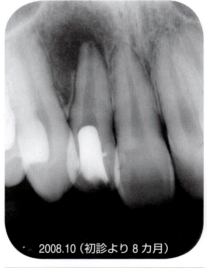
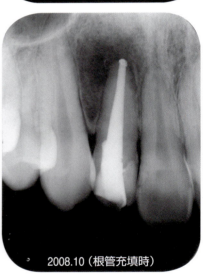

2008.10（初診より8カ月）　　2008.10（根管充填時）

図 21-c 現在，症状はなく良好に経過しているが，再治療の可能性も踏まえて，補綴処置は回避した．CT画像では歯根の頬側の骨が非常に薄いことがわかるが，骨梁は回復している．

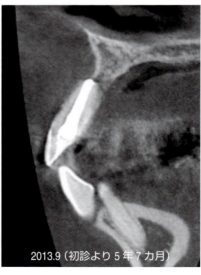
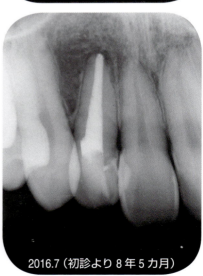

2013.9（初診より5年7カ月）　　2016.7（初診より8年5カ月）

132

歯根嚢胞が疑われたケース（非外科的アプローチ）

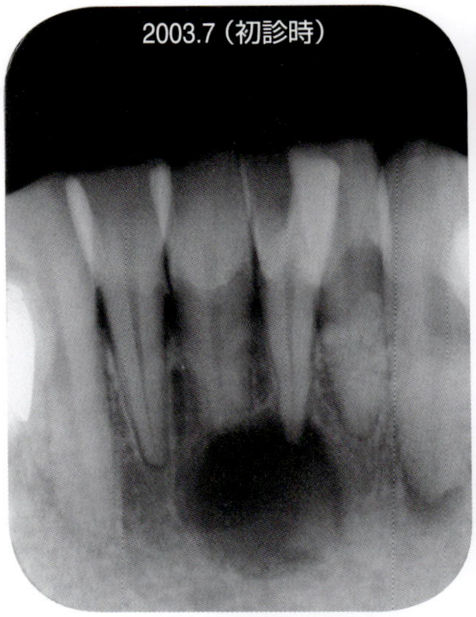

図 22-a　31歳，男性．[1 の腫脹と疼痛を主訴に来院．高校時代，野球部でバットが歯に当たったことがあったといわれていた．デンタルエックス線写真では，[1 の根尖を中心に歯根を取り囲むように境界明瞭な円形の透過像を認めた．骨硬化縁は認めない．[1 は病変に圧迫されるように歯根吸収を起こしているようにみえる．EPT は[1 （−），[1 （＋）であったため，[1 の歯内療法を開始した．

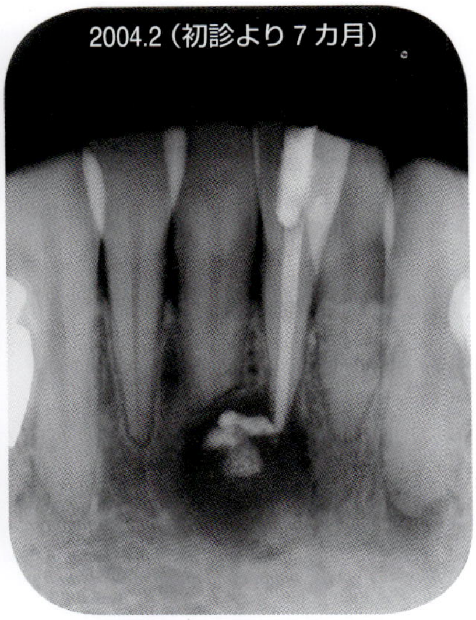

2003.7（初診時）

2004.2（初診より7カ月）

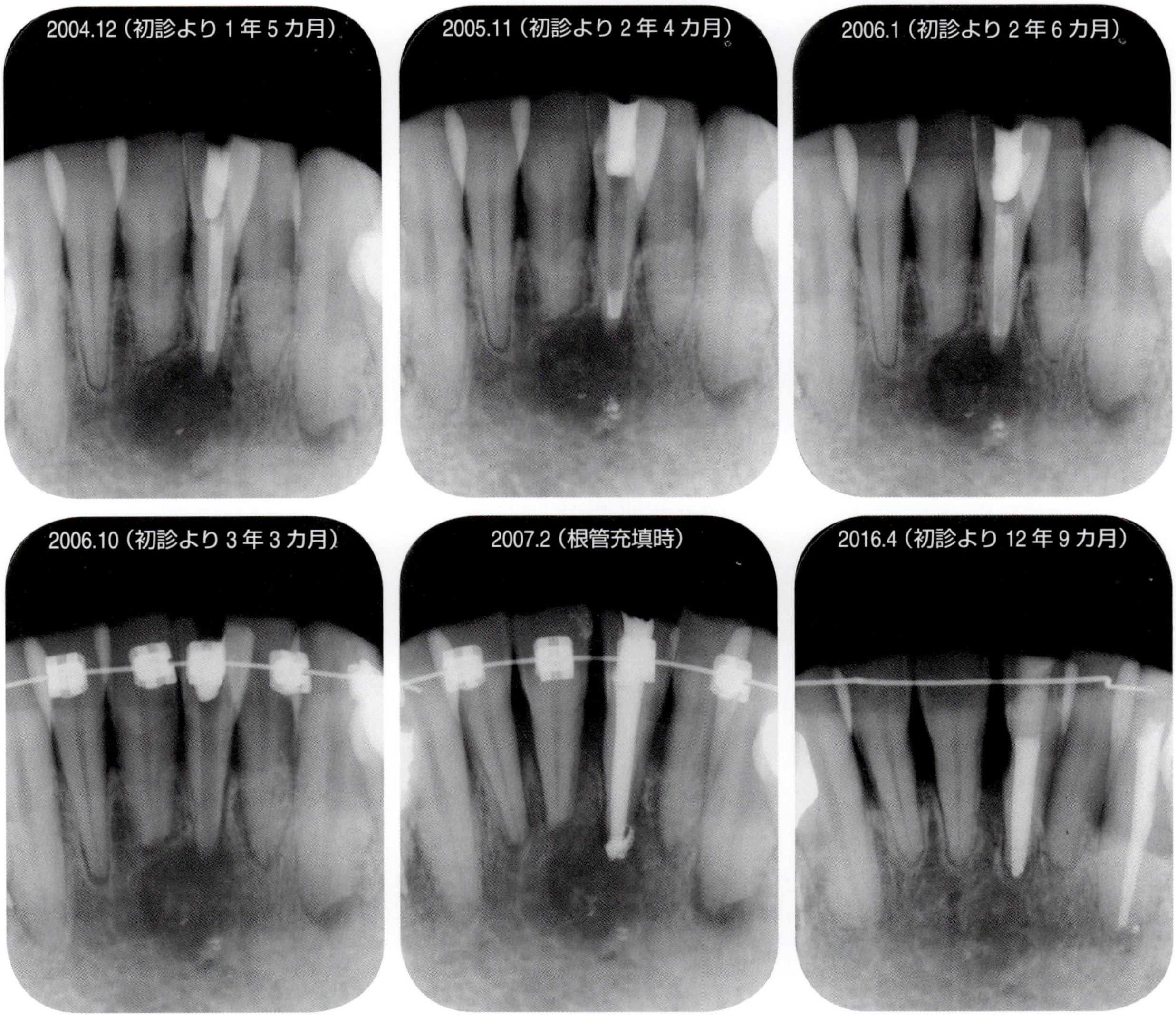

2004.12（初診より1年5カ月）

2005.11（初診より2年4カ月）

2006.1（初診より2年6カ月）

2006.10（初診より3年3カ月）

2007.2（根管充填時）

2016.4（初診より12年9カ月）

図 22-b　治療の手順は前述したステップに沿って進めていった．仕事の都合で，治療終了後1度もメインテナンスにおみえにならず，9年ぶりに再来院されたときには歯内療法の経過は良好であったが，歯周病が進行していた．無念である．

2）外科的アプローチ

他の難症例への対応と同様に，根管内からのアプローチに全力を尽くしても，改善傾向を認めない場合，または患者さんの社会的背景により通院に費やせる時間がかぎられている場合などには，外科的対応にて改善をはかる．将来的なアンキローシスのリスクを考慮すると，やはり，歯根端切除術が第一選択肢である（図23）．

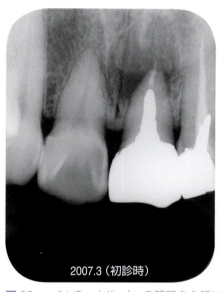
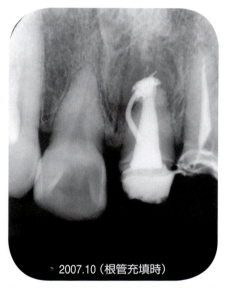

図23-a 54歳，女性．|1 の腫脹を主訴に来院され，根尖部に瘻孔を認めた．|1 根管内はさほど汚れてなく，自分のなかでは理想的な拡大を行うことができた．根管治療中より根管内に排膿，滲出液は認められなかった．にもかかわらず，瘻孔が消失しなかったため，非外科的なアプローチには限界があると判断し，根管充填を行い歯根端切除術を計画した．

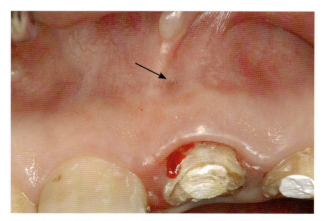
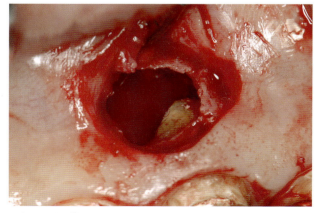

図23-b 根管充填後の口腔内写真をみると瘻孔（矢印）が消失していないことがわかる．弧状切開を加え，全層弁を翻転すると，根尖部に著しい骨吸収を認めた．肉芽組織を掻爬すると，窩洞内に根尖がみえていた．

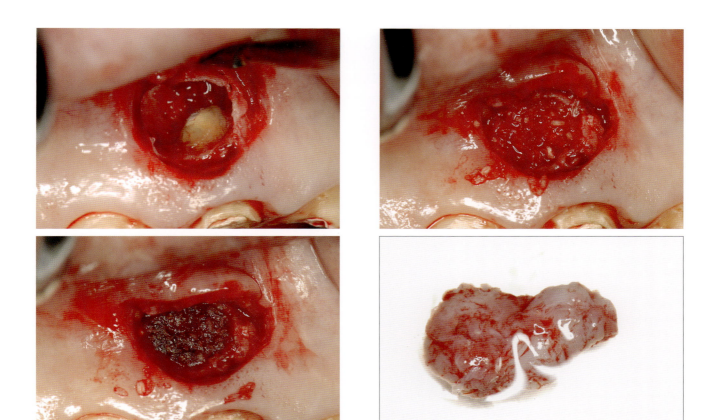

図 23-c 歯根端切除術を行った．理想的な根管充填ができていたので，あえて逆根充を行っていない．歯根嚢胞の疑いもあったため，肉芽組織を一塊として除去し，嚢胞壁を含む肉芽が残留しないように注意を払った．窩洞内に骨補填材を填入し，CO₂ レーザーを HLLT で使用した．

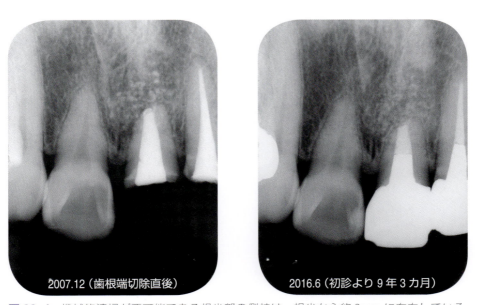

図 23-d 機械的清掃が不可能である根尖部の側枝は，根尖から約 3mm に存在していることが多い．原則的に 3mm 以上の切除が推奨されているゆえんである．しかし，術前に著しい歯根吸収がある場合には，すでにその部位が吸収されているため，歯冠歯根比を悪化させてまで 3mm も切除する必要はないと考えた．術後約 9 年が経過し，透過像は消失している．

Chapter 4 外科的歯内療法と歯根囊胞へのアプローチ

上下顎大臼歯部では，場合によっては，第一大臼歯近心頰側根までは歯根端切除術を行うことが可能である．それ以外の根は，著者の技量では確実な処置は難しいと考えているため，意図的再植術を選択する（**図 24, 25**）．いずれの場合も**囊胞壁を一塊として摘出し，根尖病変部のみをしっかりと搔爬する**ことが重要である．

根管充填のタイミングに関しては，歯根端切除術の際には必ず術前に行っておくが，意図的再植を行う際には，術中に逆根充だけを行い，術後に行うこともある．乾燥には十二分に注意を払っているが，口腔外での操作時間を可及的に短くできることと，滲出液のない状況で確実に根管充填を行えるというメリットを有すると考えるからである．

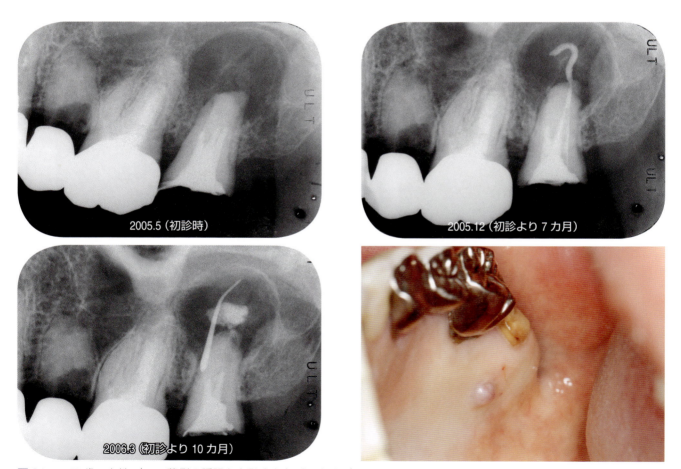

図 24-a 52 歳，女性．7⏌ 口蓋側の腫脹と自発痛を主訴に来院．7⏌ の根尖を中心に歯根を取り囲むように境界明瞭な円形の透過像を認めた．7⏌ は 3 根管性であったが，いずれの根管も閉鎖していた．
超音波用ファイルなどを利用しながら，口蓋根だけは何とかファイルを根尖部まで到達させることができた．水酸化カルシウム製剤の貼薬を行ったが，瘻孔の消失は認められず，根尖部がどのようになっているのか，さっぱりわからなかった．著者の疑問が水酸化カルシウム製剤に反映され，「?」マークを描いている．歯根囊胞の可能性もあったため，意図的再植術を計画した．

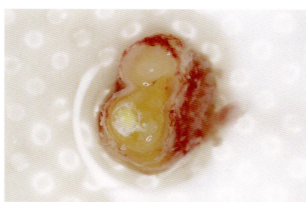
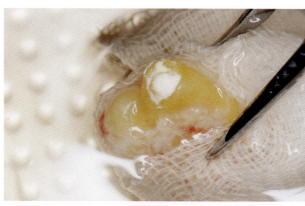
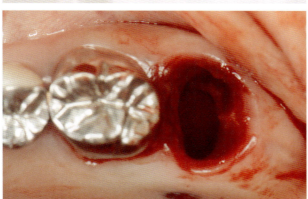
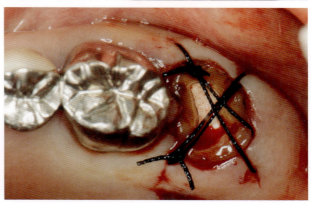

図 24-b 歯根膜を損傷しないように抜歯を行い根尖部を観察してみると，根尖孔が確認できた．ラウンドバーで根尖孔の窩洞形成を行い，スーパーボンドで逆根充を行った．上顎洞が近接していたため，可及的に抜歯窩の病変部のみを掻爬し，再植を行った．

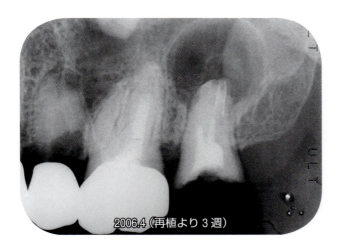
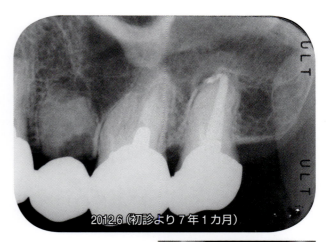
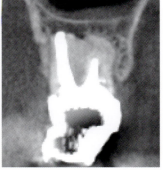

図 24-c 再植後 1 カ月ほどで根管充填を行い，術後 6 年の時点では経過は良好である．その後，リコールの電話を著者自身でしたところ，「治療の結果には満足しているが，先生のところは長くかかるので転院した」といわれた．今回の出版にあたり，また電話してみたが，出られなかった．「この恩知らず！」と呪ってやりたいところだが，患者さんが望む治療とは違う方向を向いていた著者が一番責められるべきである．

Chapter 4 外科的歯内療法と歯根嚢胞へのアプローチ

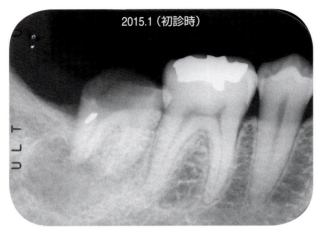
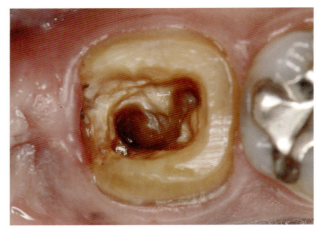

図 25-a　35歳，女性．7⏌ を他院で根管治療中であったが症状が変わらないため，転院されてきた．遠心根には根尖を中心とした境界明瞭な円形の透過像を認める．著者の嫌いな樋状根であった．遠心隅角部にはスクリューポストが残っている．

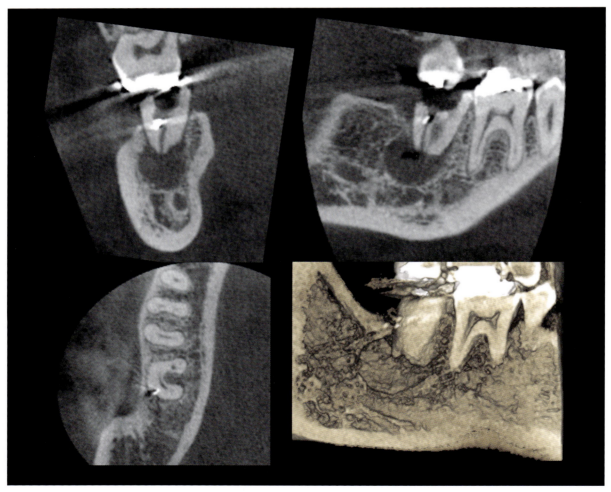

図 25-b　CT画像では，7⏌ の根尖病変は下歯槽管に近接するほど大きいことがわかる．樋状根の形態は，アジア人に最も多いとされる Fan の分類の type 2 であった．

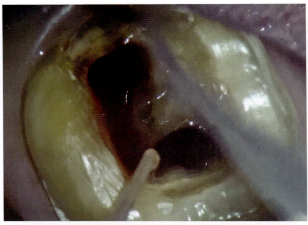
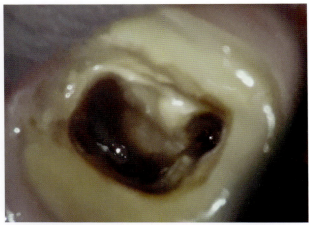
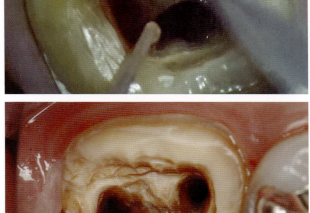
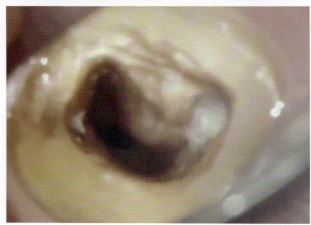

図 25-c 近心舌側根からは滲出液もなく，先行して拡大・根充を行った．遠心から中央部にかけての樋状根の根管内からは大量に滲出液が沸き上がり，脈打っていた．仮封とフレアアップを繰り返しながら，何とか根管充填の準備ができるところまで根管拡大を行った．ところが，根管充填直前のファイル試適の際に，また滲出液が湧いてきた．治療開始からすでに6カ月が経過しており，患者さんも著者も心が折れそうになったため，意図的再植を受け入れていただいた．

下川先生至言集　診断能力と説明能力

　師の名言である「診断なくして治療なし」がすべてを物語っているが，診断力を養うことが非常に重要であると再三述べてきた．しかし，その診断結果と，それに基づく治療方針を患者さんに理解できるように説明する能力は，まったく別の話である．いかにわかりやすく患者さんに説明できるか？　治療中の患者さんのモチベーションの維持や，治療を円滑に進めるために絶対に必要な能力である．

　われわれがスタディグループ等で症例提示をするメリットの1つは，同業者に意見を仰ぎ，歯科医師としてセカンドオピニオンを聞けることである．もう1つのメリットは，客観性のあるきれいな資料を提供し，患者さんにわかりやすい説明をする練習ができることである．「同業者ですら何をいいたいのか理解できないようなプレゼンテーションで，患者さんがわかるはずがない！」学生時代，飛び入りで参加した弁論大会で優勝した経験をもつ師匠にいわれた一言である．

Chapter 4　外科的歯内療法と歯根嚢胞へのアプローチ

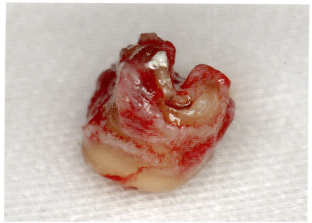
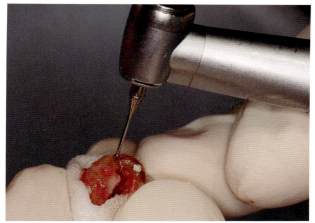
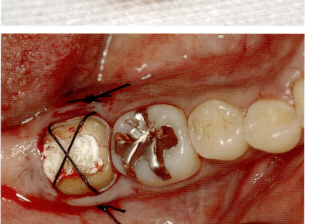
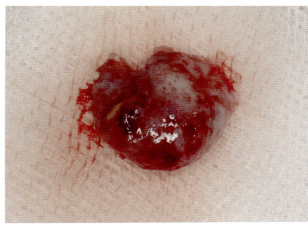

図 25-d　可及的に歯根膜を損傷しないように抜歯を行い，ラウンドバーで根尖孔の窩洞形成を行った．念のため，すでに根管充填していた近心舌側根を含め，スーパーボンドで逆根充を行った．歯根嚢胞の疑いが強かったため，肉芽組織を一塊として除去し，嚢胞壁を含む肉芽組織が残留しないようにしっかりと病変部の掻爬を行った．健全な歯根膜が存在する部位の抜歯窩の掻爬は行っていない．

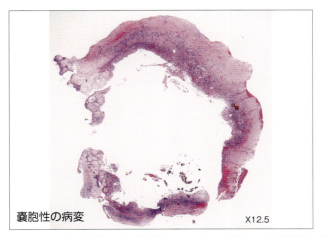
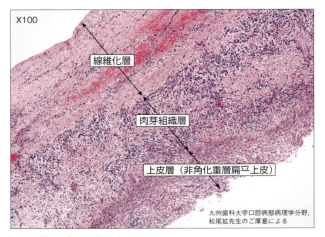

図 25-e　肉芽組織の病理組織検査では，典型的な歯根嚢胞の嚢胞壁3層構造が認められた．

140

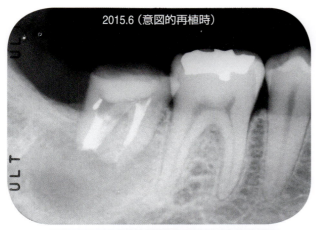
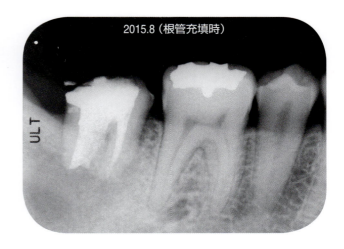
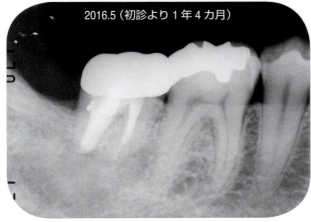

図 25-f　その後，根管充填を行い，モジュールにてアップライトをはかった後に補綴装置を装着した．現在，問題なく機能している．

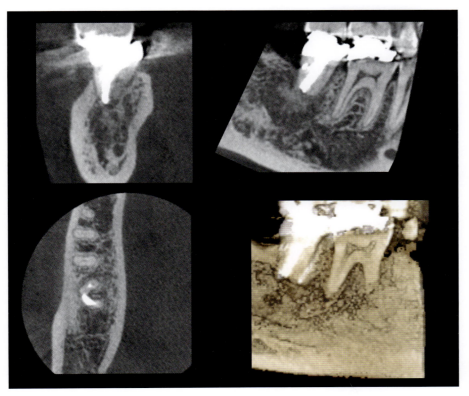

図 25-g　CT画像でも，骨梁の良好な回復が認められる．

Chapter 4　外科的歯内療法と歯根嚢胞へのアプローチ

Chapter 4 のポイント

- 最初から外科ありきではなく，できることはすべて手を尽くしたうえで，改善が認められない症例に限り，外科的処置を選択する．

- 失活歯の垂直性歯根破折は原則的に抜歯であるが，ケースによっては接着療法を試みる．

- 通法で改善が認められない場合には，根尖孔外のバイオフィルムの存在を疑い，外科的なアプローチに移行したほうがよいケースもある．

- 根尖部フェネストレーションの場合においては，歯根端切除術を行い，根尖部を歯槽骨のハウジング内に収める．

- 歯根嚢胞が疑われるケースでは，非外科的アプローチを第一選択肢とし，生体の反応をみながら治療を進める．

下川先生至言集　だんだんよくなる法華の太鼓

　支台歯形成を院長にチェックしていただいた際に「"だんだんよくなる法華の太鼓"じゃないといかんのに，お前のは全然よくなっとらん！」と怒られた．治療技術の向上のためには，経験学が不可欠であることに異論はないと思うが，ただ漫然と症例をこなしているだけでは，本当の意味での経験とはよべない．仮に1回目は満足いく結果に終わらなかったとしても，次に同じようなケースに遭遇した際にはよりよい結果をだせるように分析・考察・改善していくことが学習能力であり，歯科治療において非常に重要となる．

Chapter 5

経過観察の重要性

　歯内療法は，デンタルエックス線写真上で白いものを，いかに先まで詰めるかを競う競技ではない．自分では理想的に拡大，根管充填ができたと思っていても，残念ながらその時点では，良好な予後が得られる保証は何ひとつない．その長期的な予後を客観的に評価しなければ，それは単なる自己満足に終わってしまい，それ以上の技術の向上は見込めない．

Chapter 5 経過観察の重要性

1. メインテナンスに入る前に―治療結果の説明

患者さんの意識が高まっている現在では，治療前の十分な説明は，もはやあたり前のこととなっている．現に治療介入の必要性を一生懸命に説明している歯科医師はめずらしくない．しかし，治療の結果に対しても，同様にきちんとした説明を行っているであろうか？保険診療といえども，患者さんが費用と時間を費やしていることに関しては，自費診療と何ら変わりはない．術者は治療を請け負った責任として，**治療結果の説明をきちんと行い，今後予想される問題点を整理し，予後の説明を行う**義務がある．

繰り返しになるが，歯内療法は絵に描いた餅のようにはいかない非常に難しい治療である．ときに自分の思い描いたようにうまくいかないことだってある．重要なのは，術前にそうした可能性を説明しておくことであり，患者さんにそれを理解いただくことで，トラブルは回避できるはずである．術前に期待したような結果が得られなかったとき，そのことを患者さんに伝えるのは非常に勇気がいることであるが，不信感が募った挙句に転院され，取り返しのつかない信用失墜の事態を招くことだけは避けたいものである．

2. 診断へのフィードバック ―根管充填は歯内療法のゴールではない

根管充填は，手技的には歯内療法における最終ゴールであるが，それは経過観察という長い旅路の始まりにすぎない．歯内療法は，みえない部分の治療であると同時にみえない細菌が相手であり，自分では"できているつもり"でも，"できていない"のが臨床の難しいところである．自身が下した診断と手技が正しかったかどうかは，結果論のなかで想像するしかなく，そのような意味から経過観察が必須となる．

根尖病変を有する歯では，**約9割が1年で治癒の徴候を示し，完全に治癒するまでに4〜5年を要する場合もある**[41]といわれている．できれば最低でも5年は経過を追いたいものである．歯内療法はもちろんのこと，歯周治療や補綴装置の設計，咬合の付与の仕方などを含め，自身が行った処置のすべてを客観的に評価する．それを**自分が下した診断と選択した術式にフィードバックさせ，つねによりよい方法を模索し改善していかなければ，臨床の上達はありえない**（**図1**）．これこそが上達への早道であるとともに，楽しく仕事を続けていく秘訣であり，一般開業医にしか成しえないことでもある．

その際に客観的な評価をすることが非常に重要となるが，この"客観性"というのが非常に難しい．

144

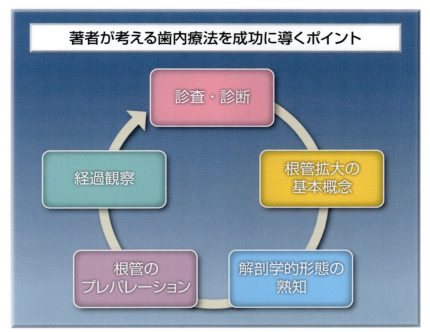

図1 「診断なくして治療なし」から始まり，しっかりとした根管拡大のコンセプトをもつことが重要だと述べた．それには，「敵」である起炎因子の性質を知り，「アジト」となる歯種ごとの解剖学的特徴を知り，戦略をたてたうえで，必殺技をくり出せるようにならなければならない．そして，一連の行為に客観的評価を下し，また「診断」にフィードバックさせることで，より強い「力」と「技」を身につけなければならない．

3．定点観察

　客観的な評価を自身で下すためには，客観性のある資料を用いなければならず，規格性のあるデンタルエックス線写真を撮影する意義は，そこにあるといってもよい．こうした資料を用いた**定点観察**が非常に重要である（図2）．フィルムの位置づけとエックス線の入射方向，コントラストなど，術前と同じように撮影しなければ，透過像のみえ方が違ってくることは『診断・治療コンセプト編』でも詳しく述べた．

　このような取り組みは，歯内療法のベテランであろうが，初心者であろうが関係なく，今日からでもできることなので，ぜひ実践していただきたい．定点観察からみえてくるもの，新たな気づきが必ずあるはずである（図3）．歯科医療関係者同士でディスカッションを行う際にも，客観性のある資料を提示することで，ディスカッションがより有意義なものになる．

　得られた画像は，『診断・治療コンセプト編』で述べた"健康な歯周組織のデンタルエックス線像"（図4）に照らし合わせ，治療介入時と同様に厳しく評価することが重要である．根尖病変が縮小したとしても，これらを満たしていなければ，40℃あった高熱が37℃の微熱になったようなもので，依然としてそこには何かしらの炎症が存在しているのである（図5）．

Chapter 5　経過観察の重要性

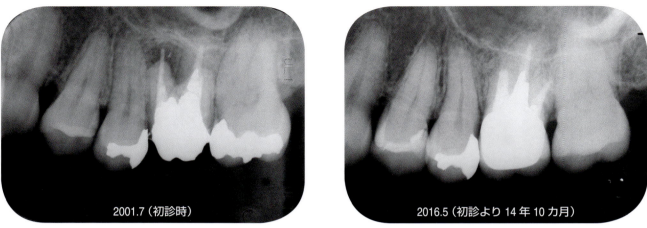

図 2-a　Chapter 3 で提示した |6 の歯内療法を行った患者さんである．この方とも約 15 年のお付き合いになるが，治療が終わってからの 12 年間，年に一度は欠かさずデンタルエックス線写真による経過観察をさせていただいている．

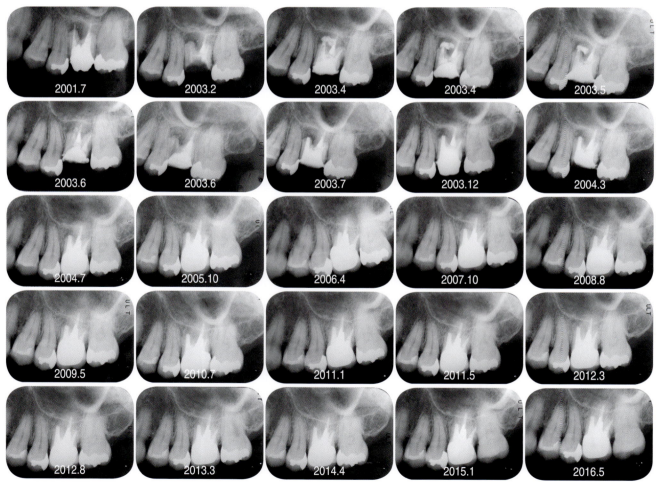

図 2-b　初診時から治療中，最終補綴装置装着からメインテナンス時までの経過を示す．規格性のあるデンタルエックス線写真で"定点観察"を行うことが，客観的な評価をするための最重要項目である．

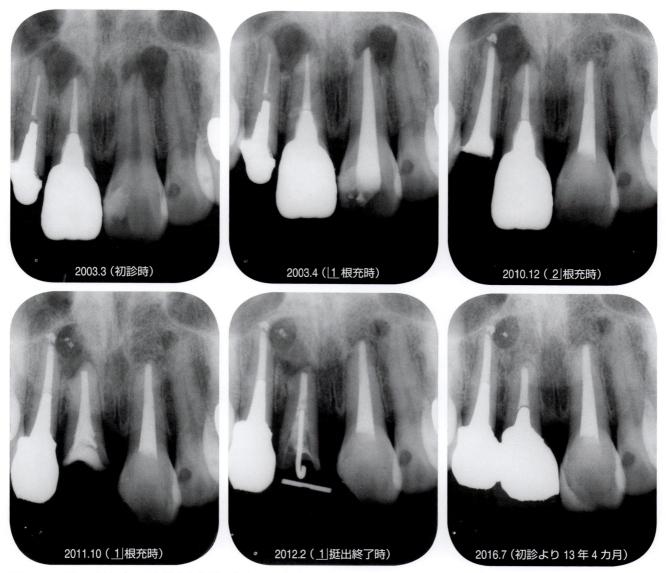

図 3-a 37歳，女性．1⏌の自発痛を主訴に来院．⏋2 1⏌，1⏌2 根尖部に透過像を認めた．まずは1⏌の歯内療法を行った．その7年後，⏋2に根管治療を行い，補綴装置を装着して間もなく，1⏌が水平的歯根破折を起こしたため，歯内療法後に矯正的挺出を行った．初診より13年後のデンタルエックス線写真では，1⏌1⏌の透過像は縮小しているが，⏋2 2⏌の近心に透過像が残存している．

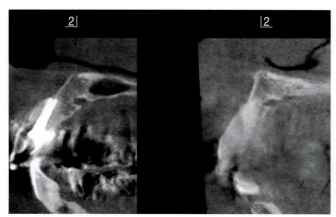

図 3-b 歯内療法のどこにエラーがあったのか疑問に思い，患者さんにご協力いただいてCTを撮影させてもらった．⏋2はもともと生活歯で，根尖病変はない．著者が治療を行った2⏌も骨梁の回復が認められ，根尖病変はない．よくみると，口蓋側に解剖学的な骨空洞が存在し，これがデンタルエックス線写真では根尖病変のようにみえるのである．臨床の面白さを再確認した症例である．

Chapter 5　経過観察の重要性

健康な歯周組織のデンタルエックス線像

1. 歯根全体が歯槽骨内に植立されている
2. 鮮明な歯槽頂線と歯槽硬線が直角的に連続して認められる
3. 鮮明な歯槽硬線と歯根膜腔が薄く均等な幅で認められる
4. 鮮明かつ明瞭な歯槽骨梁が確認できる
5. 上顎では上顎洞底線が明確に認められる

（下川公一先生による）

図4 『診断・治療コンセプト編』でも提示した図であるが，非常に重要な項目なので，再掲させていただく．病態を正確に診断しなければならない重要性をことあるごとに述べたが，それはデンタルエックス線写真でつねにこの5項目をチェックし，異常像をみつけ出す眼を養うことである．そして術後の経過観察でもその眼を活かし，自身のコンセプトや手技を"診断"するのである．

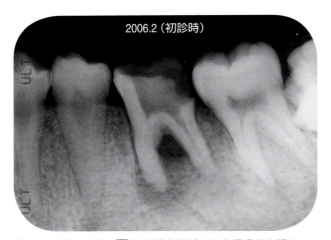 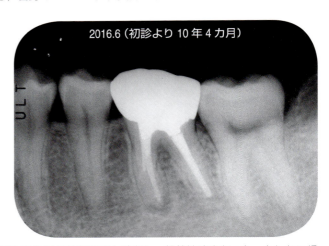

図5　19歳，女性．6 には根分岐部に及ぶ透過像を認める．エンド由来の根分岐部病変と診断し，根管治療を行った．たしかに根分岐部および根尖部の透過像は縮小している．しかし，近心根の歯根膜腔の微肥厚が認められる．40℃あった熱が37℃になっただけで，依然として平熱ではないのである．たとえばこの症例が，narrative なことを把握していない前医の治療であれば，「根尖病変があります」と説明するだろう．

下川先生 至言集

自分が行った処置の治癒判定は，
一番嫌いな歯医者がやった症例だと思ってやれ！

　治療の判定には客観性が最も重要である．しかしながら，その判定となると，どうしても自分の症例に対しては甘くなりがちである．経過観察を客観的に評価するための心構えとしてのお言葉である．

4. 失敗症例にこそ学ぶべきことがおおいにある

　自身の失敗症例に，つい目を背けたくなるのは，臨床家なら皆同じである．それまで一生懸命に記録をとっていた症例でも，ミスを犯したり，経過が悪かったりすると，途端に"くさいものには蓋をしろ"的に記録が途切れがちになってはいないだろうか．自分自身の若さゆえの過ちというものを認めたくないものだが，**実体験の失敗症例にこそ，学ぶべきことが多く含まれている**のである．

　リカバリーできれば，それは1つの違ったストーリーとなり，できなければ，患者さんに心でお詫びしつつ，次に同じ轍を踏まぬよう，自身の経験値として蓄積するしかない．自慢ではないが，著者もさまざまな失敗をしてきた（図6）．その代わり，勉強させてもらった患者さんには，ときに採算を度外視してでも，満足していただける歯科医療を提供する気構えだけはもっている．

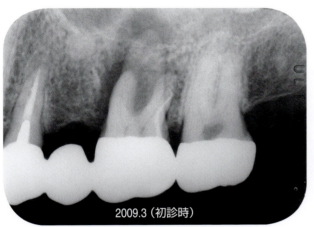
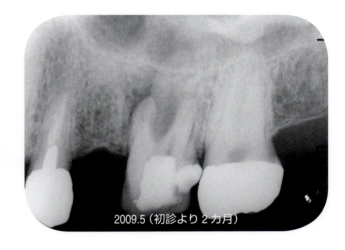
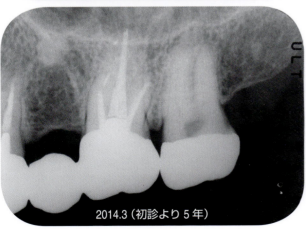

図6 41歳，女性．上顎左側部の腫脹を主訴に来院．デンタルエックス線写真では |6 の歯根全体を囲む透過像を認め，保存不可能かとも思った．しかし，PPDは全周正常範囲内であったため，歯内療法だけで治癒する可能性が高いと診断した．だが，不注意により近心頬側根にファイルを破折させるというテクニカルエラーを起こしてしまった．にもかかわらず，生体は病変を治してくれている．適切なアクセスキャビティの形成と繊細なファイルの操作ができていなかったと反省している．

5. 歯科治療は経験学

　歯科治療は経験学であるという側面があることも否めない．ここでいう"経験"とは単に卒業してからの年数ではない．ただ，年数を重ねただけの"経験"とは意を異にし，**自身の治療結果を，経験値として蓄積していく**ことである．スタディグループや講演会に参加して，他の歯科医師の症例をみることも疑似体験として経験値となるが，やはり自身の症例を顧みることが最も効果的な学習法であり，ときに自分自身の成長を感じ取れることもある．そのような意味から，資料をこまめに採取し整理しておくことで，将来かけがえのない財産となる．

　また，5年経過の資料と10年経過，20年経過の資料では，単にその数字では比較できないほどに，価値が違うものだと感じる．「10年目までは経過がよくても，そこからバタバタッと崩れてくる」と先輩の先生方のお話をよく耳にするように，良好な経過を長期にわたり保つことの難しさを，開業から13年が過ぎて実感してきた．時間の経過とともにじわりじわりとボディブローのように効いてくるのが，いかに基本治療を正確に行えたかということである．と同時に，きめ細かいメインテナンスの重要性を改めて感じている．

　20年，30年経過症例を提示される先輩の先生方には心から敬意を表し，著者もそのような臨床をめざしたい（図7）．

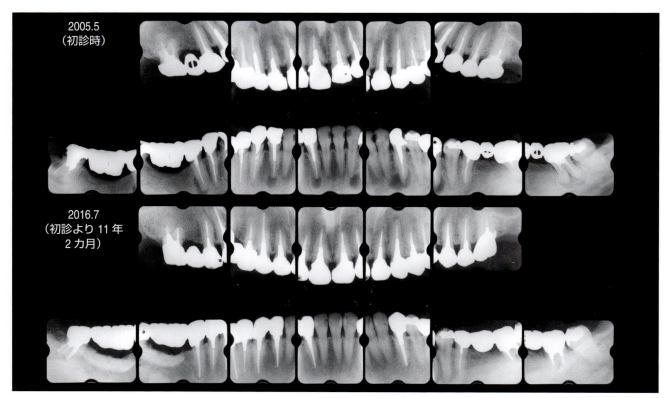

図7 32歳，女性．全顎的に感染根管処置を行った症例．再根管治療の成功率は6割程度だといわれている．しかし，この症例では，著者が再根管治療を行った歯の成功率は，その数字をはるかに上回っている．しかし，この時点ではベストを尽くしたつもりだが，今みると詰めが甘いとも感じるところが多々ある．まだ，11年の経過しかないが，20年，30年とお付き合いできる関係をつくっていきたい．

コラム　さあ，お前の罪を数えろ！

　著者が思ったとおりの結果が得られなかった際に，自身に向かって投げかける言葉である．偶然にも，ある有名な連続 TV ドラマで主人公の決め台詞となっていた．診断の時点でデンタルエックス線写真の読影を誤った，時間に追われて器具操作に慎重さを欠いた，解剖学的に機械的な根管拡大が不可能であった等，どの時点でミスを犯したのかステップごとに見直す作業が必要である．自分の罪を数えたら，二度と同じミスを犯さないと心に誓うのはいうまでもない（**症例 1**）．

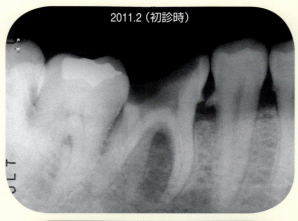
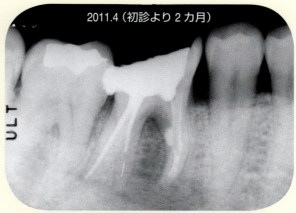
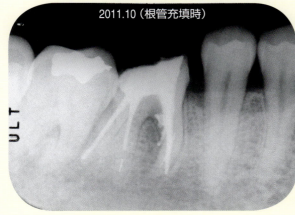
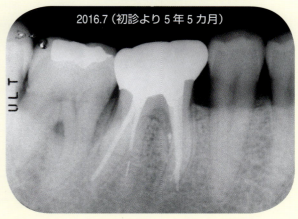

症例 1　49 歳，男性．6̄ の自発痛を主訴に来院．近心根から根分岐部にかけて大きな透過像を認める．近心根はエンド三角が張り出しており，彎曲根管であった．近心舌側根と遠心舌側根にファイルを破折させた．近心舌側根はファイルを除去しようと無理な穿通を行ったため，根尖部で穿孔し，おまけにストリップパーフォレーションまで起こしている．よくこれで，歯内療法の本を書けたものだ．まだまだ著者自身，発展途上である．名前の後に「、」がつくゆえんである．

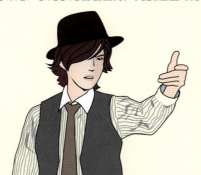

さあ，お前の罪を数えろ！

Chapter 5　経過観察の重要性

6. 長期経過観察が可能になる院内環境づくり
―医院の総合力が大事！

　長く患者さんとかかわり続けたいと心から願うが，歯科医師の技術だけが優れていても，それは実現できないだろう．自分が医者にかかるとよくわかるが，ムスッとして，こちらの話を聞いているのかわからないような態度をとる医者には，正直，診察してもらいたくない．まずはわれわれ**歯科医師が，患者さんと良好な関係を築く**ことが重要である．とはいえ，かぎられた時間のなかで，たくさんの患者さんを治療しなければならず，治療以外の対応がおろそかになってしまいがちなのも事実である．

　歯科医師が患者さんの話に耳を傾ける時間が十分にないのであれば，それをスタッフが補ってくれると非常にありがたい．実際，治療や予約に関する不平，不満は直接歯科医師にいう患者さんのほうが少なく，スタッフに告げられることが多い．ストレートに表現される方もいれば，婉曲に表現される方，なかには面と向かってはいえない方もいる．そのため，**患者さんとのコミュニケーションを積極的に行い，患者さんの本心を引き出して適切に対応し，院長に報告してくれるスタッフの存在**が，患者さんが長く通ってくれる医院づくりには不可欠である．

　加えて重要と考えるのは，**歯周治療を主体とした医院づくり**である．残念ながら，"喉元過ぎれば何とやら"で，歯内療法だけで自発的に経過観察に訪れてくれる患者さんの数は多くない．齲蝕・歯周病の予防と咬合のチェックを含めたメインテナンスのなかで，歯内療法の経過を追っているケースがほとんどである．

　長期症例を提示される先輩の先生方の医院は，やはり歯周病の治療システムが完成されている．そして技術だけではなく，歯科衛生士や受付も含めた医院の総合力が非常に高いのがよくわかる．著者の医院でも，患者さんに満足していただける技術とサービスを提供できるよう，スタッフ一丸となって取り組んでくれている．

下川先生至言集　俺がお前に厳しくしたのは・・・

　下川歯科医院を卒業する際に，送別会を開いていただき，二次会は院長が著者と「二人だけで」といわれバーに入った．そこで一生心に残る言葉をいただいた．「俺がお前に厳しくしたのは，お前を一人前の開業医に育てないといけなかったからだ，とわかってくれとるよな？　そしてそうできたのは，お前ならそれでもついてきてくれるという信頼関係があったからよ．本当にお疲れさん．そしてこれからもよろしく」．

　歯科医師は技術職であり，徒弟制度の面があることは否めない．未熟な時期に技術だけでなく，歯科医師として，社会人として，人間として師匠から学び得るべきものは数しれない．たくさんたくさん怒っていただいたが，本当にこの方を師と仰いでよかったと思った．

7. 治療経過こそがゆるぎない証拠だ

　EBM が叫ばれるようになって久しいが，一般開業医が科学的な実験を通じて検証を行うことは難しい環境にあり，著者もその能力はもちあわせていない．生体内で起こる現象や各術式による治療結果の統計などは，研究者から発信される論文が頼りであるが，果たしてそれだけが絶対的な evidence だろうか？　そして，自身の術式や概念に沿う論文を集めて，権威づけすれば EBM なのだろうか？

　長期経過症例を通じて，自身が行った治療の結果を考察し改良を重ねていくことは，われわれ臨床家にしかできないことであり，その experience は紛れもなく自身のなかの evidence である．他の誰かが行った処置ではなく，自身が診断を下し，自身が治療を行ったものであることの意義はとてつもなく大きい．作為的な何かが秘められている可能性のある論文よりも正直で，ゆるぎない事実である．

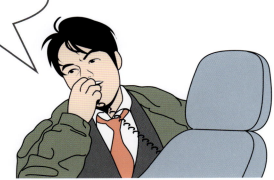

8. 治したいという情熱があればこそ

　最後に evidence ではなく，精神論で締めくくるあたりが著者らしいと自嘲してしまうが，やはり歯内療法でよい結果を出すためには，**"術者の情熱"と"諦めない気持ち"と"継続する力"が絶対に不可欠である**．下川公一先生の治療にかける情熱は，もはや**"執念"**といってよいものであり，それを間近でみられたことは本当に幸せであった．

　数ある歯科医院のなかから著者の診療所を選んでくださり，歯を保存したいと本気で願う患者さんに対しては，**プロフェッショナルとして保険診療，自費診療にかかわらず，やれることをすべてやるだけである**．患者さんからメインテナンスの際に「先生や皆さんのおかげで，自分の歯でなんでもかめる」という言葉をいただいたときほど，うれしいことはない．その喜びを患者さんやスタッフと共有するために，これからも情熱を失わず，歯内療法に取り組んでいきたい．

Epilogue

　歯内療法は日常臨床のなかで非常に頻度の高い処置でありながら，非常に難しい治療である．だからこそ，私は「追究したい」と思えたのかもしれない．歯科医師になって間もない頃は，診断もできず，手も動かず，己の才能のなさに打ちひしがれたときもあった．しかし，誰でもいきなり"下川公一"のようになれるはずがない．だが，目標を定めないかぎり，そこに到達することはできない．たとえ歩みは遅くとも，一歩一歩確実に前進し続けること，そして途中で壁にぶつかったら，"0から見直す"ことが大事であると感じている．

　幸い著者には，才能はなくとも師の教えを遵守し，実践し続ける能力だけはあった．そのような意味で，目標とする先生が一番身近な院長であったことは，本当に著者は恵まれていたと思う．怒られて落ち込むこともあったが，今思えば歯科医師として一番幸せな時期を過ごさせていただいた．"下川基準"で怒られ，その教えを叩きこんでもらえたからである．

　また，壁にぶつかったときに相談できる先輩や，切磋琢磨できる仲間の存在が非常にありがたかった．若い先生方には"出会い"を大切にして，自分の視野を広げてくれるアドバイザーをみつけていただきたいと思う．かくいう著者も下川先生のおかげで，たくさんの方々と知り合うことができ，大切なことを教えていただいた．今回，2冊の本を上梓できたのも，師はもとより，今まで出会えた皆様のおかげだと心から感謝している．

　執筆にあたり，症例の羅列にはしたくなかったが，結果的にそうなってしまった感は否めない．しかし，著者のような一般臨床家は，自身の多くの症例が，長期的にどのような経過をたどったかを示すことしかできない．Evidence としては最も信頼度の低い case report にすぎないかもしれないが，自分のなかでは最も信頼できる evidence である．

　歯内療法分野の発展は目覚ましいものがあり，今後もさまざまな概念や術式が提唱されるだろう．しかし，下川先生から教えていただいたことは，時代が変化しても"変わらない"歯内療法の「幹」にあたる部分だと考えている．ぜひ一度，ご本家の講演や著作に触れていただきたい．著者もまだ発展途上である．今後も最新の知見を吸収しながら，情熱をもって歯内療法を追究していきたい．

謝　辞

　この著を終えるにあたり，下川公一先生はじめ，故・山内　厚先生，また勤務医時代も温かく見守ってくださった木村英生先生，川崎充則先生に心より感謝申し上げます．また，いつも公私にわたりご指導いただいている北九州歯学研究会，経基臨塾，九州大学歯学部同窓の先生方，日本顎咬合学会の先生方にも厚く御礼申し上げます．

　今回提示した症例は，開業して現在に至るまでに勤務してくれた当院スタッフの"努力の結晶"です．私の至らない点を受けとめ，サポートしてくれるスタッフに心より御礼申し上げます．また最後に，いつも支えてくれる家族と編集にかかわってくださった医歯薬出版の方々にも心から感謝の意を表します．

2016 年 12 月

倉富　覚、

文　献

1) Madison S, Zakariasen KL. Linear and volumetric analysis of apical leakage in teeth prepared for posts. *J Endod.* 1984；**10**(9)：422-427.
2) 田中憲一．臨床における支台築造の再考：メタルコアの適合精度を高めるための取り組み．日本歯科評論．2012；831：49-58.
3) 倉富　覚．再根管治療—治療の繰り返しを防ぐために必要な処置のポイント．日本歯科評論．2012；831：39-48.
4) 長尾大輔．マイクロデンティストリー　拡大視野が歯科を変える　毎日のように遭遇する歯周病だから，使おう歯科用マイクロスコープ．デンタルダイヤモンド．2015；582：88-93.
5) Peters OA, et al. Changes in root canal geometry after preparation assessed by high-resolution computed tomography. *J Endod.* 2001；**27**(1)：1-6.
6) Peters OA, et al. ProTaper rotary root canal preparation：effects of canal anatomy on final shape analysed by micro CT. *Int Endod J.* 2003；**36**(2)：86-92.
7) Zehnder M. Root canal irrigants. *J Endod.* 2006；**32**(5)：389-398
8) Schwartz RS. Adhesive dentistry and endodontics. Part 2：bonding in the root canal system — the promise and the problems：a review. *J Endod.* 2006；**32**(12)：1125-1134.
9) 片岡博樹ほか．根管治療への接着材の応用．日本歯科評論増刊／接着臨床の新たなる展開，2000.
10) Qian W. Quantitative Analysis of the Effect of Irrigation Sequences on Root Canal Wall Dentin Erosion. The University of British Columbia, 2011, master's thesis.
11) 島　一也，前田英史ほか．EDTA ならびに NaOCl による根管洗浄後の SEM 観察：超音波洗浄との比較．日歯内療誌．2008；**29**(1)：15-19.
12) Mohammadi Z, et al. One-visit versus multiple-visit endodontic therapy — a review. *Int Dent J.* 2006；**56**(5)：289-293.
13) Sathorn C, et al. Effectiveness of single- versus multiple-visit endodontic treatment of teeth with apical periodontitis：a systematic review and meta-analysis. *Int Endod J.* 2005；**38**(6)：347-355.
14) Nair PN, et al. Microbial status of apical root canal system of human mandibular first molars with primary apical periodontitis after "one-visit" endodontic treatment. *Oral Surg Oral Med Oral Pathol Oral Radiol Endod.* 2005；**99**(2)：231-252.
15) Bystrom A, Sundqvist G. The antibacterial action of sodium hypochlorite and EDTA in 60 cases of endodontic therapy. *Int Endod J.* 1985；**18**(1)：35-40.
16) 前田英史．根管貼薬における水酸化カルシウムの応用について．日歯内療誌．2016；**37**(3)：137-143.
17) 加藤大輔ほか．難治性根尖性歯周炎から分離される微生物に対する各種根管消毒剤の抗菌効果の検討．日歯保存誌．2010；**53**(1)：58-65.
18) Webber RT, et al. Sealing quality of a temporary filling material. *Oral Surg Oral Med Oral Pathol.* 1978；**46**(1)：123-130.
19) 日本歯科保存学会，日本歯内療法学会編．歯内療法学専門用語集．医歯薬出版，2013.
20) 中山靖子ほか．感染根管内の病原因子の臨床的評価について―根尖孔の病的形態と X 線所見との関連性―．日歯保存誌．1984；**27**(4)：969-976.
21) Gaur TK, et al. An innovative technique to assess the quality of root canal fillings using spiral computed tomography. *Endodontology.* 2013；**25**(2)：27-30.
22) Angerame D, et al. Analysis of single point and continuous wave of condensation root filling techniques by micro-computed tomography. *Ann Ist Super Sanità.* 2012；**48**(1)：35-41.
23) Peng L, et al. Outcome of root canal obturation by warm gutta-percha versus cold lateral condensation：a meta-analysis. *J Endod.* 2007；**33**(2)：106-109.
24) Pommel L, et al. *In vitro* apical leakage of system B compared with other filling techniques. *J Endod.* 2001；**27**(7)：449-451.
25) Cohen BI, et al. Formaldehyde evaluation from endodontic materials. *Oral Health.* 1998；**88**(12)：37-39.
26) Leonardo MR, et al. Release of formaldehyde by 4 endodontic sealers. *Oral Surg Oral Med Oral Pathol Oral Radiol Endod.* 1999；**88**(2)：221-225.
27) Simon JH, et al. The relationship of endodontic-periodontic lesions. *J Periodontol.* 1972；**43**(4)：202-208.
28) 中富研介．エンド−ペリオ病変の鑑別診断と治療．歯界展望．2016；**127**(4)：666 -679.
29) 下地　勲．歯根膜による再生治療　インプラントを考える前に．医歯薬出版，2009.
30) 下川公一ほか．エンド・ペリオの臨床的診断力を探る．ザ・クインテッセンス．1996；**15**(1)：92-101，**15**(3)：568-579，**15**(5)：1048-1057，**15**(7)：1548-1559，**15**(9)：2060-2072，1997；**16**(1)：70-86，**16**(5)：1074-1088，**16**(10)：2284-2303，1998；**17**(7)：1182-1198.
31) Matsson L, et al. Ankylosis of experimentally reimplanted teeth related to extra-alveolar period and storage environment. *Pediatr Dent.* 1982；**4**(4)：327-329.
32) 平井友成．歯牙挺出の分類およびその使い分け．歯界展望．2005；**106**(4)：701-711.
33) 道　健一監．口腔顎顔面疾患カラーアトラス．永末書店，2000.
34) Ricucci D, et al. Biofilms and apical periodontitis：study of prevalence and association with clinical and histopathologic findings. *J Endod.* 2010；**36**(8)：1277-1288.
35) 笠崎安則．難治性根尖性歯周炎への対応①歯根端切除による救済．下地　勲，千葉英史編．歯の長期保存の臨床．デンタルダイヤモンド社，2013.
36) 須田英明，戸田忠夫編．改訂版　エンドドンティクス 21．永末書店，2004.
37) Nair PN. New perspectives on radicular cysts：do they heal? *Int Endod J.* 1998；**31**(3)：155-160.
38) 下野正基．新編　治癒の病理　臨床の疑問に基礎が答える．医歯薬出版，2011.
39) 生田裕之，東与　光．アトラス　口腔画像診断の臨床　第 2 版．医歯薬出版，1992.
40) 下川公一．シリンジテクニック．ザ・クインテッセンス．2009；**28**(3)：3-5.
41) Ørstavik D. Time-course and risk analyses of the development and healing of chronic apical periodontitis in man. *Int Endod J.* 1996；**29**(3)：150-155.
42) 下川公一．高齢者の歯内療法への対応．日歯医師会誌．2007；**60**(3)：215，231-238.
43) 下川公一．エンドとペリオのデンタル X 線フィルム．ザ・クインテッセンス．1992；**11**(1)：30-33，**11**(4)：34-38，**11**(7)：38-44，1993；**12**(1)：68-74.
44) 下川公一．診断にこだわる‼ ～診断としての機能を十分に満たすための X 線撮影～．ザ・クインテッセンス．2005；**24**(1)：110 -115，**24**(2)：316-321，**24**(3)：516 -521，**24**(4)：748-753.
45) 下川公一，山内　厚．再生療法を行うには―基礎を学び，適応症を考える―．補綴臨床別冊／歯科臨床における再生療法（上田秀朗編）．2006；44-47.
46) 下川公一．可能・不可能・現実的・非現実的な問題点の整理．ザ・クインテッセンス別冊／ENDO で臨床を大きく変えよう！ 2011；24-31.
47) 下川公一．歯科医院の発展とその心技体　失敗と成功の我が経験則．グレードル出版，2016.
48) 山内　厚．予後不安な補綴に先立つ診断の重要性．補綴臨床．1991；**24**(1)：28-34.
49) 上野道生．スタッフの力．日本歯科評論．2010；813：5-7.

50) 上野道生. 歯科医療人としての在り方. 日本歯科評論. 2011；828：5-7.
51) 下地 勲, 須貝昭弘, 千葉英史編著. 歯界展望別冊／歯と歯列を守るための歯根膜活用術. 2011.
52) 村上和彦, 脇田裕子編著. デンタルオフィスナビゲーション みんなで取り組む歯科医院力向上プロジェクト. 医歯薬出版. 2012.
53) 多田富雄ほか編. 免疫学用語辞典. 第3版. 最新医学社. 1993.
54) 藤田恒太郎. 歯の解剖学. 金原出版. 1995.
55) 中村 洋ほか編. 歯内治療学 第4版. 医歯薬出版. 2012：112.
56) 平井 順, 高橋慶壮. 臨床歯内療法学 JHエンドシステムを用いて. クインテッセンス出版. 2005.
57) 木ノ本喜史. 歯内療法成功への道 臨床根管解剖 基本的知識と歯種別の臨床ポイント. ヒョーロン・パブリッシャーズ. 2013.
58) 木ノ本喜史編. 歯内療法成功への道 抜髄 initial treatment. ヒョーロン・パブリッシャーズ. 2016.
59) 高島昭博. Treatment Planning 修復処置を伴う歯周疾患治療. 医歯薬出版. 2006.
60) 松井宏榮. 歯周病罹患歯の再生再植. 下地 勲, 千葉英史編. 歯の長期保存の臨床. デンタルダイヤモンド社. 2013.
61) 鷹岡竜一, 牧野 明編著. 歯界展望別冊／根分岐部病変 臨床対応とエビデンス. 2015.
62) 二階堂 徹監, 菅谷 勉, 海老原 新著. 垂直歯根破折歯を救え！クインテッセンス出版. 2013.
63) 上田秀朗, 小松智成編著. Reliable Dentistry Step1. 医歯薬出版. 2010.
64) 上田秀朗ほか. 歯内療法に自信をもって取り組むために. 補綴臨床. 2007；**40**(1)：65-80.
65) 榊 恭範. 実力アップセミナー はじめての根管治療. 補綴臨床. 2004；**37**(3)：292-295, **37**(4)：436-439, **37**(5)：560-564, **37**(6)：688-693, 2005；**38**(1)：86-92, **38**(2)：186-193.
66) 立和名靖彦. 歯内治療のためのX線写真の撮影・読影. 日本歯科評論. 2000；**96**(3)：589-596.
67) 立和名靖彦. 根尖病変の治癒の検証─10年以上経過120名252歯の検証. ザ・クインテッセンス. 2008；**27**(11)：41-55.
68) 立和名靖彦. いま, デンタルX線写真から得られるもの. 日本歯科評論. 2009；795：50-64.
69) 立和名靖彦ほか. CT時代におけるエンドとレントゲンを再考する. 日本歯科評論. 2010；818：36-72.
70) 水上哲也. 歯周治療と審美修復5：審美性を高めるためのテクニックとメインテナンス. 歯界展望. 2002；**100**(1)：55-67.
71) 木村英生. 私の根尖病変への取り組み 10年間の変遷. 歯界展望. 2003；**102**(5)：953-961, **102**(6)：1193-1200, 2004；**103**(1)：79-86, **103**(2)：283-292, **103**(3)：551-558, **103**(4)：771-780.
72) 木村英生. 「下川エンド」20年の臨床 長期症例でみるエンド治療成功への道. 医歯薬出版. 2014.
73) 木村英生, 倉富 覚. 根管治療の成功率向上のために押さえておきたい根本事項. 日本歯科評論. 2009；796：42-56.
74) 熊谷真一編. 補綴臨床Practice Selection 入門 X線写真を読む. 医歯薬出版. 2005.
75) 小林千尋. 新 楽しくわかるクリニカルエンドドントロジー. 医歯薬出版. 2012.
76) 小林千尋. 根管洗浄 より良い治癒を目指して. 医歯薬出版. 2013.
77) 小林千尋. MTAの臨床 よりよいエンドの治癒を目指して. 医歯薬出版. 2013.
78) 加藤広之. ENDOの兵法─卒後2年目からの実践的根管処置技法. 医歯薬出版. 2015.
79) 恵比須繁之編. 歯界展望別冊／エンド難症例 メカニズムと臨床対応. 2009.
80) 牛窪敏博. 成功に導くエンドの再治療. 医歯薬出版. 2014.
81) 石井 宏. 世界基準の臨床歯内療法. 医歯薬出版. 2015.
82) 菅谷 勉ほか. 垂直歯根破折の接着治療. 日歯口医会誌. 2007；**26**：47-51.
83) 吉岡隆知編著. 一歩進んだ臨床のための エンド治療Q&A Evidence Based Endodontics. 医歯薬出版. 2016.
84) 大村祐進. ORTHODONTIC EXTRUSION：矯正的挺出の有効活用法を探る10の目的と臨床での使いどころ. ザ・クインテッセンス. 2009；**28**(7)：72-85.
85) 白石和仁著, 佐竹田 久(イラスト). イラストレイテッド歯周外科アドバンステクニック 再生療法とインプラントに挑む. クインテッセンス出版. 2009.
86) 安東俊夫. 動画で体感！ステップアップ歯周外科 診断・手順・テクニック. 医歯薬出版. 2013.
87) 安東俊夫, 白土 徹, 雑賀伸一, 中富研介. 一歩進んだ診療のための歯周外科 STEP UPセミナー 総集編. 歯界展望. 2012；**119**(1)：41-55.
88) 小山浩一郎. 支台築造を検証する─ベーシックな手法とするために必要なこと 支台築造を見直す─メタルコアを中心に臨床経過から学ぶ. 日本歯科評論. 2015；877：55-66.
89) 酒井和正. 私の歯内療法の変遷. 日本歯科評論. 1998；672：151-160.
90) 徳永哲彦. これだけは外せない診査・診断のスタンダード. 日本歯科評論. 2011；819：79-87.
91) 伊古野良一. 日常臨床における根管治療への取り組み. 日本歯科評論. 2001；710：129-137.
92) 阿部 修. マイクロスコープとNiTiロータリーファイルによるGPのAdvanced Endodontics. 医歯薬出版. 2014.
93) 甲斐康晴. 失敗の少ない歯内療法をめざして─根尖病変へのアプローチ─. デンタルダイヤモンド. 2002；378：133-141.
94) 甲斐康晴. 安全で手際のよい歯内療法のポイント. ザ・クインテッセンス. 2009；**28**(8)：184-188, 2009；**28**(10)：168-173, **28**(12)：180-185.
95) 小松智成. 私の臨床 歯科医療における総合力─幅広い治療分野への対応を目指して. 日本歯科評論. 2014；858：77-86.
96) 桃園貴功. はじめよう！歯周外科─歯周外科治療をサポートするための自然挺出の応用. 日本歯科評論. 2013；843：97-103.
97) 中野宏俊, 有田忠充. スーパーボンドを利用した支台築造について. 日本歯科評論. 2012；831：59-66.
98) 樋口琢善ほか. 特集 ルーペとマイクロスコープを上手に活用しよう─拡大視野における私の臨床. 日本歯科評論. 2016；884：29-66.
99) 中島稔博. 根尖病変と歯肉縁下う蝕への対応 全顎的治療を行った1症例を通しての考察. ザ・クインテッセンス. 2008；**27**(11)：123-131.
100) 倉富 覚. 根尖病変を治癒に導く. 歯界展望. 2011；**118**(1)：75-84, **118**(2)：233-239, **118**(3)：454-463, **118**(4)：657-664, **118**(5)：848-856, **118**(6)：1034-1042.
101) 倉富 覚. 予知性のある根管治療をめざして. 日顎誌. 2007；**27**(3)：274-279.
102) 倉富 覚. 歯内療法の温故知新 変わりゆくもの, 変わらないもの. デンタルダイヤモンド. 2016；607：25-39.
103) 樋口克彦. 歯肉縁下う蝕への対応. デンタルダイヤモンド. 2007；459：23-24.
104) 池上龍朗. 支台築造を検証する─ベーシックな手法とするために必要なこと ファイバーコア再考. 日本歯科評論. 2015；877：27-39.
105) 樋口 惣. 基本治療の各ステップにこだわった審美修復. ザ・クインテッセンス. 2011；**30**(11)：186-189.
106) 山本真道. 補綴修復の精度向上を目指して. ザ・クインテッセンス. 2011；**30**(12)：196-199.
107) 津覇雄三. エックス線診断の重要性と根尖病変への対応. ザ・クインテッセンス. 2011；**30**(9)：200-203.
108) 松延允資. 歯肉剥離掻爬術時の骨整形について. 日本歯科評論. 2013；843：105-111.
109) 松木良介. 患者に喜ばれる臨床基本手技 歯内・歯周・補綴のレベルアップ 効率的で確実な歯内療法. デンタルダイヤモンド. 2016；598：29-35.
110) 筒井祐介. 患者に喜ばれる臨床基本手技 歯内・歯周・補綴のレベルアップ 補綴前処置としてのプラークコントロール. デンタルダイヤモンド. 2016；598：36-41.
111) 柴原由美子. これでお悩み解決！コミュニケーション上達のヒント 1. どうしてコミュニケーション力が必要なの？ 日本歯科評論. 2016；885：174-175.
112) 柴原由美子. 下顎第二大臼歯の特異性を考慮し保存に努めた症例─樋状根, 歯内─歯周病変, 垂直性骨吸収への対応─. 顎咬合誌. 2014；**34**(3)：245-251.

113) Antonio Nanci 編著，川崎堅三監訳．Ten Cate　口腔組織学　原著第6版．医歯薬出版，2006．
114) 藤岡　弘、，藤岡弘、の武士道入門．並木書房，2009．
115) 藤岡　弘、，サムライ学．アスペクト，1999．
116) AAE Position Statement. Dental Dams. http://www.aae.org/uploadedfiles/publications_and_research/guidelines_and_position_statements/dentaldamstatement.pdf
117) Aqrabawi JA. Outcome of endodontic treatment of teeth filled using lateral condensation versus vertical compaction (Schilder's technique). *J Contemp Dent Pract.* 2006；**7**(1)：17-24.
118) Bansal R, et al. Endodontic Management of a Periapical Cyst-A Review. *J Adv Med Dent Scie.* 2013；**1**(1)：7-16.
119) Bender IB, et al. Roentgenographic and direct observation of experi-mental lesions in bone I. *J Am Dent Assoc.* 1961；**62**：152-160.
120) Bender IB, et al. Roentgenographic and direct observation of experi-mental lesions in bone II. *J Am Dent Assoc.* 1961；**62**：708-716.
121) Bürklein S, et al. Incidence of dentinal defects after root canal preparation：reciprocating versus rotary instrumentation. *J Endod.* 2013；**39**(4)：501-504.
122) Costerton JW, et al. Microbial biofilms. *Annu Rev Microbiol.* 1995；**49**：711-745.
123) Da Silva D, et al. A comparative study of lateral condensation, heat-softened gutta-percha, and a modified master cone heat-softened backfilling technique. *Int Endod J.* 2002；**35**(12)：1005-1011.
124) De Bruyne MA, et al. Necrosis of the gingiva caused by calcium hydroxide: a case report. *Int Endod J.* 2000；**33**(1)：67-71.
125) Dummer PM, et al. The position and topography of the apical canal constriction and apical foramen. *Int Endod J.* 1984；**17**(4)：192-198.
126) Fan B, et al. C-shaped canal system in mandibular second molars：Part I-Anatomical features. *J Endod.* 2004；**30**(12)：899-903.
127) Fan B, et al. C-shaped canal system in mandibular second molars：Part II-Radiographic features. *J Endod.* 2004；**30**(12)：904-908.
128) Gencoglu N, et al. Effect of six obturation techniques on filling of lateral canals. *Journal of Research and Practice in Dentistry.* 2014 (2014), Article ID 807624.
129) González-Rodrguez MP, et al. A comparison of profile, Hero 642, and K3 instrumentation systems in teeth using digital imaging analysis. *Oral Surg Oral Med Oral Pathol Oral Radiol Endod.* 2004；**97**(1)：112-115.
130) Hartmann MS, et al. Canal transportation after root canal instrumentation：a comparative study with computed tomography. *J Endod.* 2007；**33**(8)：962-965.
131) Ikram OH, et al. Micro-computed tomography of tooth tissue volume changes following endodontic procedures and post space preparation. *Int Endod J.* 2009；**42**(12)：1071-1076.
132) Kakehashi S, et al. The effects of surgical exposures of dental pulps in germ-free and conventional laboratory rats. *Oral Surg Oral Med Oral Pathol.* 1965；**20**：340-349.
133) Kenneth M, et al. Cohen's pathways of the pulp expert consult. Mosby, 2010.
134) Kim Y, et al. Morphology of maxillary first and second molars analyzed by cone-beam computed tomography in a korean population：variations in the number of roots and canals and the incidence of fusion. *J Endod.* 2012；**38**(8)：1063-1068.
135) Laux M, et al. Apical inflammatory root resorption：a correlative radiographic and histological assessment. *Int Endod J.* 2000；**33**(6)：483-493.
136) Liu R, et al. The incidence of root microcracks caused by 3 different single-file systems versus the ProTaper system. *J Endod.* 2013；**39**(8)：1054-1056.
137) Paque F, et al. Effects of root canal preparation on apical geometry assessed by micro-computed tomography. *J Endod.* 2009；**35**(7)：1056-1059.
138) Peters OA. Current challenges and concepts in the preparation of root canal systems：a review. *J Endod.* 2004；**30**(8)：559-567.
139) Peters OA, et al. Root canal preparation of maxillary molars with the self-adjusting file：a micro-computed tomography study. *J Endod.* 2011；**37**(1)：53-57.
140) Pineda F, et al. Mesiodistal and buccolingual roentgenographic investigation of 7,275 root canals. *Oral Surg Oral Med Oral Pathol.* 1972；**33**(1)：101-110.
141) Saberi E, et al. Comparison of bacterial leakage between 3 different root canal obturation techniques in oval shaped canals. *JDMT.* 2014；**3**(3)：112-117.
142) Sjögren U, et al. Factors affecting the long-term results of endodontic treatment. *J Endod.* 1990；**16**(10)：498-504.
143) Slowey RR. Root canal anatomy：road map to successful endodontics. *Dent Clin North Am.* 1979；**23**(4)：555-573.
144) Vertucci FJ, et al. Root canal morphology of the human maxillary second premolar. *Oral Surg Oral Med Oral Pathol.* 1974；**38**(3)：456-464.
145) Vertucci FJ. Root canal anatomy of the human permanent teeth. *Oral Surg Oral Med Oral Pathol Oral Radiol Endod.* 1984；**58**(5)：589-599.
146) Weine FS. Endodontic Therapy, 5th ed. Mosby-Yearbook, 1996.
147) Wilson M. Susceptibility of oral bacterial biofilms to antimicrobial agents. *J Med Microbiol.* 1996；**44**(2)：79-87.
148) 加藤広之ほか．水酸化カルシウムの根管治療剤としての応用〈その1〉─適応症例とその評価．日歯医師会誌，1998；**50**(12)：31-36．
149) 吉位　尚ほか．慢性下顎骨骨髄炎における外科的療法施行例の検討─X線所見と患者背景，治療成績について─．歯薬療法，2000；**19**(1)：14-21．
150) 興地隆史．外傷歯・移植歯の歯内療法．日歯保存誌．2007；**50**(3)：279-283．
151) 興地隆史．歯内療法の争点─難治性根尖性歯周炎の病因と臨床─．*Niigata Dent J.* 2006；**36**(2)：1-15．
152) 三上大輔ほか．根管充填法の違いが根尖孔の大きい根管の封鎖性に及ぼす影響．北海道歯誌．2012；**32**(2)：124-134．
153) 勝海一郎．根管充填を再考する．日歯保存誌．2008；**51**(6)：587-592．
154) 石塚秀樹ほか．水酸化カルシウム製剤の貼薬が根管充填後の封鎖性に及ぼす影響について．鶴見歯学．1999；**25**(3)：404．
155) 市丸展子ほか．根管内死腔が生体に及ぼす影響．歯界展望．1984；**63**(4)：689-700．
156) 野杁由一郎，恵比須繁之．難治性根尖性歯周炎とバイオフィルム(1)バイオフィルムは根尖孔内・外側に存在！歯界展望．2007；**110**(5)：845-860．
157) Nair PN. Pathogenesis of apical periodontitis and the causes of endodontic failures. *Crit Rev Oral Biol Med.* 2004；**15**(6)：348-381.
158) Gordon MP, et al. Electronic apex locators. *Int Endod J.* 2004；**37**(7)：425-381.
159) Roane JB, et al. The "balanced force" concept for instrumentation of curved canals. *J Endod.* 1985；**11**(5)：203-211.
160) Setzer FC, et al. Outcome of endodontic surgery：a meta-anarysis of the literature-part1：comparison of traditional root-endo surgery and endodontic microsurgery. *J Endod.* 2010；**36**(11)：1757-1765.
161) Torabinejad M, et al. Clinical applications of a mineral trioxide aggregate. *J Endod.* 1999；**25**(3)：197-205.

索 引

あ

アクセサリーポイント	67
アクセスキャビティ	22
アクセスキャビティ（前歯部での）	32
アクセスキャビティ（大臼歯部での）	36
アンキローシス	83,112
著しい歯根吸収	86
著しい彎曲根管	94
意図的再植術	112,115,117
炎症性歯根吸収	83
エンジンリーマー	44,47
エンド三角	24
エンド・ペリオ病変	75
エンド由来の根分岐部病変	79
オーバーインスツルメンテーション	87,118

か

外部吸収	83
化学的清掃	51
ガッタパーチャポイント	18,71
兼松式合釘抜去鉗子	13
起炎因子	26,50,55,58
起炎因子（根尖孔外の）	118
既製ポスト	16
クラック	113
外科的歯内療法	112
健康な歯周組織のデンタルエックス線像	148
根管開放治療	129
根管口の探索	42
根管口部のフレア形成	44
根管充填の時期	60
根管充填のステップ	63
根管洗浄	50
根管貼薬	55
根管内サクション	53,66
根管内洗浄	66

根管内の最終確認	65
根管の見逃し	22
根尖部のシール	33
根尖閉鎖歯	108
コントラアングル用ラウンドバー	41,46

さ

再治療歯	8
残根鉗子	16
残存有機質	50
次亜塩素酸ナトリウム	50,52
シーラー	67
歯科治療は経験学	150
歯冠長延長術	113
歯冠部歯質の整理	41
歯根端切除術	112,119,123,134
歯根嚢胞	126
歯周治療を主体とした医院づくり	152
歯周ポケットとの交通の有無	99
失敗症例	149
ジップ	28
歯内歯	104
宿主	58
手指感覚	26
シリンジテクニック	129
シングルポイント法	63
人工的につくられた根管	99
診断なくして治療なし	145
髄腔開拡	22
水酸化カルシウム	56
髄床底の明示	42
垂直性歯根破折	113
水平性歯根破折	113
ストレートラインアクセス	24
スメア層	50
生物学的幅径	113
セメント質剥離	124
穿孔	99
穿孔（根尖付近の）	116
穿孔（歯頸部付近の）	99
側枝	54

た

ダウエルコア	13
置換性歯根吸収	83
超音波洗浄	50
超音波用チップ	15,47,106
超音波用ファイル	53
長期経過観察	152
治療結果の説明	144
挺出（歯の）	113
定点観察	145
テンポラリークラウン	62
突発性歯根吸収	83

な

軟化象牙質の除去	41
難症例	74
ネゴシエーション	24,44
嚢胞壁	126

は

バイパス形成	106
破折器具	106
ファイバーポスト	17
フィードバック	144
フェネストレーション	122
プレカーブ	44
分割コア	11
ホウのプライヤー	16
ポジション	40

ポストコア	9
ホルムクレゾール	56

ま

マイクロスコープ	21,31
マスターポイント	67
メタルコア	11
綿栓	26,57,60

ら

レジン系シーラー	64
レッジ	28
レンツロ	67

欧文

AH26	64
EDTA	50,52
FC	56
GP	18,71
GP リムーバースピアー	18,90
H ファイル	27,46
K ファイル	46
MMC ファイル	43,46
MTA	68,93
Ni-Ti ファイル	47,94
OK マイクロエキスカ	90
Simon の分類	75

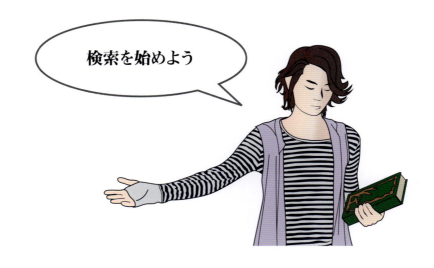

【著者略歴】
倉富　覚、
くらとみ　さとし

1996年　九州大学歯学部　卒業
同年　　北九州市門司区　山内歯科医院　勤務
1998年　北九州市小倉北区　下川歯科医院　勤務
　　　　北九州市若松区　　木村歯科医院　勤務
2001年　北九州市小倉南区　川崎歯科医院　勤務
2003年　現在地にて開業

北九州歯学研究会
日本歯周病学会歯周病専門医
日本臨床歯周病学会認定医，インプラント認定医
日本顎咬合学会指導医
日本歯内療法学会会員
日本審美歯科協会
SG金曜会
スタディグループR
経基臨塾

くらとみ歯科クリニック
〒800-0207　北九州市小倉南区沼緑町1-20-14
TEL 093-475-4658/FAX 093-475-4659

ゼロから見直す根尖病変
基本手技・難症例へのアプローチ編　　ISBN978-4-263-44485-6

2017年1月15日　第1版第1刷発行

著　者　倉　富　　　覚、
発行者　白　石　泰　夫
発行所　医歯薬出版株式会社

〒113-8612　東京都文京区本駒込1-7-10
TEL. (03)5395-7638(編集)・7630(販売)
FAX. (03)5395-7639(編集)・7633(販売)
http://www.ishiyaku.co.jp/
郵便振替番号　00190-5-13816

乱丁，落丁の際はお取り替えいたします　　印刷・三報社印刷／製本・皆川製本所
© Ishiyaku Publishers, Inc., 2017. Printed in Japan

本書の複製権・翻訳権・翻案権・上映権・譲渡権・貸与権・公衆送信権（送信可能化権を含む）・口述権は，医歯薬出版(株)が保有します．

本書を無断で複製する行為（コピー，スキャン，デジタルデータ化など）は，「私的使用のための複製」などの著作権法上の限られた例外を除き禁じられています．また私的使用に該当する場合であっても，請負業者等の第三者に依頼し上記の行為を行うことは違法となります．

JCOPY ＜(社)出版者著作権管理機構　委託出版物＞

本書をコピーやスキャン等により複製される場合は，そのつど事前に(社)出版者著作権管理機構(電話03-3513-6969,FAX 03-3513-6979, e-mail:info@jcopy.or.jp)の許諾を得てください．